NOEL FIESSINGER

PROFESSEUR AGRÉGÉ A LA FACULTÉ DE MÉDECINE DE PARIS
MÉDECIN DES HOPITAUX

La Médecine Française au Maroc

A. MALOINE ET FILS, Éditeurs,
27 -- Rue de l'École-de-Médecine -- 27
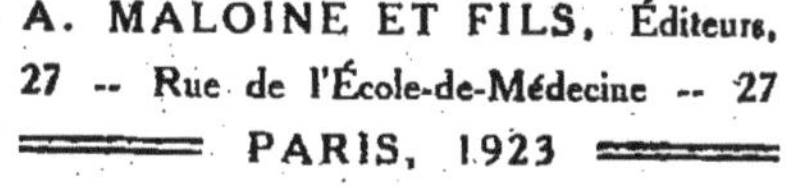
PARIS, 1923

La Médecine Française au Maroc

LA

Médecine Française au Maroc

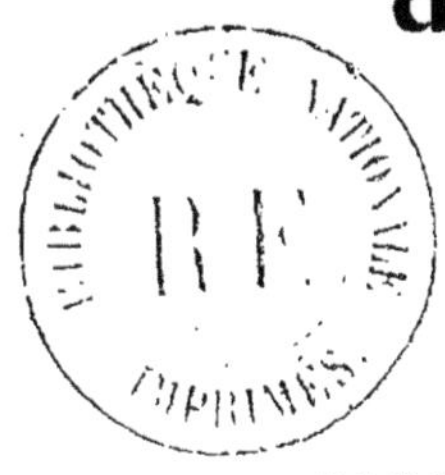

PAR

NOEL FIESSINGER

PROFESSEUR AGRÉGÉ A LA FACULTÉ DE MÉDECINE DE PARIS
MÉDECIN DES HOPITAUX

AVEC FIGURES

A. MALOINE & FILS, ÉDITEURS
27, RUE DE L'ÉCOLE-DE-MÉDECINE, 27
PARIS 1923

INTRODUCTION

Nous avons réuni ces quelques articles sur la médecine française du Maroc. Ils furent griffonnés au hasard d'un voyage, sur la table d'un hôtel, à l'heure étouffante de la sieste ou sur le dossier d'une chaise de bateau dans le vent du large. Impressions? non, je les veux impersonnelles. Ce sont mieux des « admirations »! J'ai tenu à écrire mon admiration pour l'œuvre réalisée par nos confrères du Maroc. Enthousiasme puéril, me crieront les sceptiques et les désenchantés. Je le préfère ainsi, car je reste de ceux qui aiment et admirent toute belle œuvre, toute grande œuvre, d'où qu'elle vienne et quel qu'en soit l'auteur, sans me servir de ces lunettes rapetissant toutes choses. L'enthousiasme est un sentiment qui ne se discute pas, il vient du cœur. Ces feuillets n'ont pas d'autre prétention que celle de justifier ce sentiment.

Je les dédie à nos confrères du Maroc.

Octobre 1922-Mai 1923.

I

LES CHEFS

En pleine nuit, les machines s'arrêtent ; par le hublot défilent de toutes petites et lointaines lumières, c'est Casablanca. Nous ne pouvions nous douter à cette heure de ce que nous réservait notre voyage. Un voyage au Maroc, c'est tout l'Islam saisi dans sa pureté, c'est un saut prodigieux dans le Temps, un retour au douzième siècle, c'est la lumière flamboyante, les couleurs vigoureuses, c'est une atmosphère de foi et d'amour.

Nous avons goûté la douceur chaude de ce pays de flammes. Ce n'est pas ce qui nous arrêtera, la beauté de l'Islam est trop vaste, trop profonde pour autoriser une simple analyse au cours d'un voyage de tourisme, mais nous y sommes venus en médecins, pour voir le Maroc et les médecins qui y exercent, pour étudier leur organisation et leur œuvre.

Une impression domine l'ensemble, celle d'un protectorat médical. Le Maroc est un pays où s'exerce dans son intégralité ce que l'on peut appeler un protectorat médical. Le maréchal Lyautey, avec cette intuition géniale qui éclaire ses conceptions, a vu que dans un pays aussi énigmatique, aussi susceptible et aussi puissant par ses croyances religieuses, la pénétration civilisatrice ne pouvait s'exercer qu'avec le secours de la médecine. Le médecin apporte à l'indigène des conseils, des médicaments et des traitements, qui ont pour lui une objectivité impressionnante. Le Toubib devient par excellence l'agent de civilisation et dans ce pays, où son action est tellement efficace, il pénètre où n'entre ni le militaire, ni l'Européen.

Le Maréchal a saisi la puissance de ce moyen d'action. Il en a tiré tout ce qu'il pouvait en extraire et en obtiendrait plus encore si des nécessités de crédit ne limitaient pas tous les efforts dans ce pays où tout semblait possible il y a quelques années encore. Le Maréchal a la foi dans l'efficacité de la médecine. Il lui a donné un *rôle prédominant* et ceci avec cette continuité de vue, cette fermeté de conviction qui caractérisent son caractère. Il a trouvé pour matérialiser ses désirs des collaborateurs précieux, qui font honneur à notre profession.

Le médecin-inspecteur Oberlé vient en tête, il dirige le Service de Santé des zones civiles et militaires. Avec cette intelligence éclairée et cette perfection organisatrice que nous lui avions connues pendant la guerre, il a coordonné les efforts et s'est attaché à niveler les obstacles qui surgissent nécessairement dans un groupement aussi disparate où les militaires de carrière côtoient les médecins civils.

Aidé par l'activité souriante et l'ardeur inlassable du médecin-major H.-P.-J. Renaud, arabisant de grande valeur et gardien jaloux des documents anciens de la Résidence, par la foi de l'apôtre en médecine prophylactique qu'est le docteur Colombani, sous-directeur du Service de la Santé et de l'Hygiène publique, aidé aussi par l'effort continu de confrères actifs comme le docteur Lapin et le docteur Mauran, il a pu créer, organiser, consolider le service de santé du Maroc dont l'exemple devrait inspirer certains hygiénistes de la métropole.

Mais ce n'est pas à nous d'expliquer en détail la mise en action de ce service, nous renvoyons à l'excellent ouvrage des docteurs Colombani et Mauran (1), on y lira le détail de cette organisation et on y suivra les raisons de sa puissance. Nous ne dirons pas tout, n'ayant pas tout vu. Mais ce que nous avons vu nous suffit pour juger utile de le répandre, c'est tout à l'éloge de la médecine française. Rien n'est plus impression-

(1) Colombani et Mauran. Le Ministère de la Santé et de l'Hygiène publique au Maroc. 1922.

nant que de voir loin de la métropole, loin des grands foyers scientifiques, s'exercer des activités courageuses que rien ne rebute ni les difficultés climatériques, ni les imperfections du matériel, ni surtout cette atmosphère de nonchalance, de paresse pour employer le mot exact, que créent le soleil, la chaleur et la lumière.

Les activités sont partout au Maroc, à Marrakech comme à Casablanca, à Fès comme à Meknès, dans le bled comme dans les villes ; elles sont si fréquentes, si serrées qu'une sélection en est difficile sans injustice. Mais elles sont toutes admirables, toutes à des degrés différents, c'est possible, mais ces pionniers de la médecine civilisatrice, on ne leur rend pas assez justice. Il faut le dire, il faut l'écrire. Pour avoir une idée juste de notre puissance, il faut la voir à travers les personnes d'abord et à travers les œuvres ensuite.

II

TROIS FIGURES MÉDICALES DE MARRAKECH

Marrakech, couronnée de palmes et ceinturée de rouges murailles, est la capitale du Sud. Les foules actives s'y pressent dans une poussière blonde et l'odeur âpre de ses souks ; les ânes, les éternels ânes du moghreb lourdement chargés de besaces débordantes, les chameaux dolents et calmes, les porteurs d'eau avec leur peau de bouc ruisselante, le paysan pressé, le mendiant en guenille, le riche berbère sur sa mule, tout se bouscule à Marrakech, tout sauf trois figures médicales. Elles se détachent toutes trois dans une belle pureté de ligne, chacune dans son atmosphère, toutes trois très intéressantes.

Mme Legey est, à Marrakech, une sainte mère. Sa famille est immense, c'est la famille des femmes, des mères et des petits. Depuis longtemps fixée à Marrakech, elle a pénétré dans les milieux les plus fermés, les plus inaccessibles. Sa douceur, la chaleur de ses paroles, l'efficacité de ses conseils en ont fait une curieuse personnalité médicale, à la fois gynécologiste, obstétricienne, pédiâtre, syphiligraphe et dermatologiste, avec cela médecin dans l'âme et convaincue de la grandeur de sa mission.

Nous l'avons vue dans sa consultation indigène pour femmes et enfants, elle nous a résumé son œuvre. Les femmes indigènes viennent facilement à elle, elles lui arrivent durant leur grossesse ou lui apportent leurs enfants. L'accouchement à Marrakech est encore pratiqué par des matrones dont tout l'art se borne à quelques incantations de sorcellerie.

L'alimentation infantile étant prolongée pendant plus de douze à seize mois, les infections infantiles du premier âge sont évitables.

Mme Legey intervient surtout pour traiter la syphilis de la mère et du nouveau-né. La syphilis est la grande cause de la mortalité du premier âge. On lui oppose les injections de novarsénobenzol dont des doses moyennes de 15 à 30 centigrammes suffisent, sans cependant exclure le sirop de Gibert pour le traitement de la syphilis tertiaire ou les frictions pour le nouveau-né.

Certaine indigène avait eu six grossesses sans enfant viable. Elle se fait traiter, elle a un bel enfant. Or la femme indigène tient à avoir des enfants. Mme Legey fait des miracles dans cet ordre de choses.

Son installation actuelle est très simple, une salle ordinaire avec une table gynécologique. Une infirmière, une sage-femme comme collaboratrices. En attendant, les femmes s'entassent par terre à l'ombre, leur figure voilée, les mains aux genoux et autour d'elles les petits s'agitent avec leurs éternelles mouches fixées aux commissures des lèvres et des yeux (fig. 1).

Mais ce n'est pas une installation suffisante. Un terrain vague et broussailleux s'étend derrière la consultation. On y construira une Maternité, une Goutte de lait. Mme Legey, du geste précis, situe les nouveaux locaux, échafaude des chiffres, avec cette conviction ardente qu'elle met en toute chose. On la suit avec plaisir, car son rêve se réalisera. Il coûtera cher. Mais paiera-t-on assez cher un tel apôtre de civilisation?

Là ne se borne pas son rôle. Les médecins européens se voient interdits par leur sexe l'entrée des familles musulmanes. Mme Legey soigne les femmes de grands seigneurs, on l'aime partout et si nous jugeons de la déférence souriante et respectueuse que lui montrent le Glaoui et ses Khalifats, on comprend que la science et la douceur de Mme Legey sont toutes les deux d'excellents diplomates.

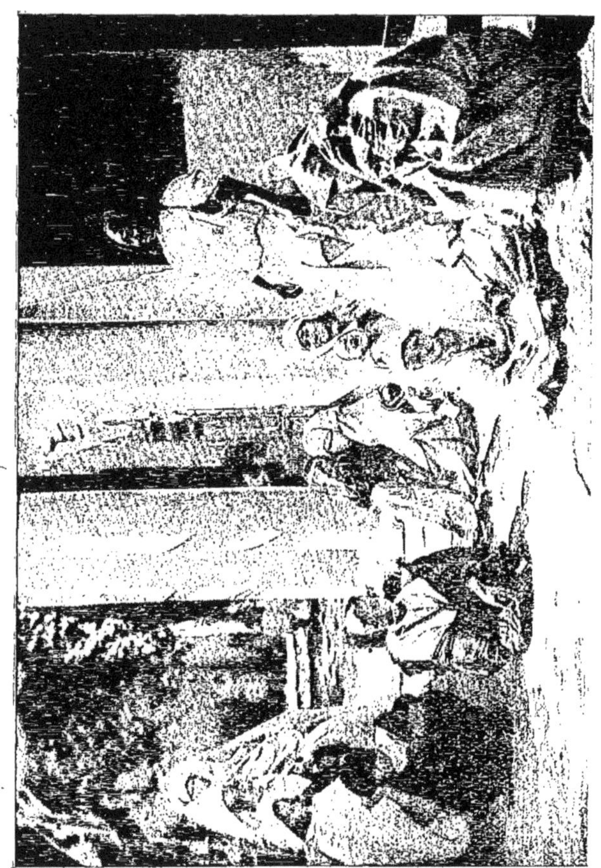

FIG. 1. — L'attente des malades à l'entrée du dispensaire de Mme Legey à Marrakech.

Froid, un peu cassant, le regard doux derrière le lorgnon, le docteur Guichard occupe une place importante à Marrakech. Quand le docteur Mauchamp fut assassiné en 1907, c'est Guichard qui lui succéda. C'était un honneur, mais terriblement lourd à porter. Marrakech était un volcan dont l'éruption restait imminente, les Français étaient rares qui avaient le courage d'y séjourner. Guichard resta à son poste, calme, tranquille, fort de sa connaissance approfondie de la langue et de l'âme arabes.

On devait, pour commémorer la mort de Mauchamp, construire un hôpital dans cet admirable jardin d'oliviers géants et d'orangers qu'est la Manounia. Guichard impose ses plans, fait plier les architectes militaires, insiste tant et si bien qu'on lui construit un hôpital dans son goût, un hôpital arabe. Des pavillons parallèles formés d'un simple rez-de-chaussée, blancs de chaux et couverts de terrasse. Chaque bâtiment comprend un couloir central ; au bout, le vestiaire ; de chaque côté des chambres de six lits, trente lits par pavillon, les murs sont blanchis à la chaux sauf jusqu'à hauteur d'homme où s'étale un ciment lisse facilement lavable couramment employé à Marrakech.

Les malades sont dehors, groupés contre le mur, accroupis et dolents. Tous les pavillons ont la même disposition. Il existe un pavillon chirurgical, une salle d'opérations qui n'offre rien de spécial. Mais nous avons admiré la cuisine indigène avec ses petits foyers séparés. Guichard alimente ses malades avec leur cuisine, ce qui constitue à la fois une économie pour lui et un plaisir pour eux. Comme bains, des bains maures avec étuve de vapeur, il n'y a de baignoires que pour les typhiques. Voilà l'œuvre de Guichard, il vit dans son hôpital, il y travaille modestement, recrutant le matin ses malades dans le dispensaire indigène où il voit tout défiler, depuis les simples durillons forcés jusqu'aux plus graves fièvres typhoïdes.

Entre temps, Guichard fut pris un jour dans un orage, il fut prisonnier d'El Hiba et de ses bandes, on eut bien peur de ne plus le revoir. Quand les Français revinrent, il était là, nullement émotionné, calme comme à l'ordinaire, prêt à continuer son œuvre. Nous l'avons vu à son retour de permission, bien peu attristé de quitter la France, il aime sa ville de soleil et je le vois embrassant d'un geste large son jardin de Belle au bois dormant et nous disant : « Si vous voyiez comme c'est beau quand en février tous les orangers portent leurs fruits d'or et que le soleil couchant enflamme la rouge Koutoubia ».

Le docteur Madelaine, par contre, est un exubérant, si le docteur Guichard est un calme. Noir de barbe, noir de regard, le teint chaud, la voix vibrante, c'est un grand amoureux de la ville du Sud. Il aime la couleur, et sait trouver pour exprimer cet amour des phrases et des mots qui disent tout. Il est arrivé à Marrakech par un curieux chemin. Médecin de la Sarthe, il fut affecté pendant la guerre à un régiment de tirailleurs marocains, les berbères lui plurent, il apprit l'arabe; son régiment étant renvoyé au Maroc, il oublie la Sarthe, arrive à Marrakech, son œil d'artiste s'enflamme aux rougeurs des couchers de soleil, il y reste et s'y installe après sa démobilisation. Il dirige le dispensaire syphiligraphique et a organisé avec un soin remarquable la surveillance sanitaire de la prostitution. Marrakech est, comme toutes les capitales, un lieu de passage et d'amusement. Ces derniers ne se bornent pas aux conteurs, aux danseurs et au charmeur de serpents de la place Djemaa El Fna. Le berbère des montagnes est plus exigeant. L'œil de Madelaine surveille de loin. Ces dames sont encartées et subissent, en cas de contagion, un exil dans le Saint-Lazare de l'endroit. Une grande cour vide, un bâtiment en équerre, qui pourrait aussi bien être une école de petite ville, ces dames couchent sur des nattes jusqu'à leur blanchiment. Une syphilitique rebelle y est depuis seize mois. En général, ce blanchiment est vite obtenu, il le faut si on veut continuer cette surveillance.

Tout ce travail est réalisé avec un minimum de personnel et un minimum d'argent et cependant la garantie scientifique est assurée, on fait dans un petit laboratoire les réactions de Wassermann et les examens des frottis colorés au Fontana. Toute cette organisation est parfaite et le bon sourire de Madelaine fait oublier des détails de misère comme les nids de punaises de son Saint-Lazare tropical.

Le médecin a fait beaucoup avec peu. Il a, dans cette ville chaude, apporté une discipline douce et aimable. Il est respecté, je dirais presque aimé de ses malades. Ce n'est pas peu dire dans une population ainsi dégagée de toute contrainte.

Une preuve curieuse et bien significative nous en fut offerte. Il projeta de nous montrer des danses berbères. Un mot suffit. Des femmes vêtues de robes longues dont les couleurs vives s'estompent sous le surplis blanc que serre la ceinture brodée, vinrent à sa demande danser et chanter pour nous. Les pensionnaires de l'hôpital scandaient la danse en battant les mains en mesure et se répondaient les couplets de chants mélancoliques. Les danseuses, tête immobile, bras ballants, jambes cachées sous les longues jupes qui rappellent celles de nos enfants de chœur changeaient lentement de place, à peine animées par des piétinements sur place ou par une virevolte subite où il y avait à la fois une offre et un refus d'une sauvagerie curieuse. Tout ce spectacle, vu le soir sous le soleil couchant, avait une prodigieuse couleur. Un effort d'imagination nous reportait au douar de l'Atlas, les guerriers revenus du combat se chauffant autour du feu, les femmes en grandes toilettes dansaient pour eux et chantaient ces airs primitifs qui rappellent de loin les répons de la musique grégorienne. Et Madelaine nous dit en guise de conclusion : « Ce spectacle, deux hommes peuvent se l'offrir, le pacha de Marrakech et moi ». Il a raison, il y a des choses qui ne se paient pas, même à des filles soumises berbères. Elles ont compris l'importance du rôle de notre confrère et lui gardent le respect d'un grand seigneur.

Voilà, en quelques mots, l'impression que nous donnent nos trois confrères de Marrakech. Ils restent là-bas et continuent avec courage et ardeur leur œuvre personnelle chacun dans sa direction. Tous trois aiment le Moghreb, ils l'aiment pour trois raisons : parce qu'il est beau d'abord, parce qu'ils se sentent les pionniers de notre civilisation ensuite, et surtout parce qu'ils sont des médecins, de grands praticiens.

III

LE DOCTEUR CRISTIANI A FÈS

On nous avait dit à Rabat : « En passant à Fès, allez voir Cristiani, c'est le seul médecin du Maroc que les Arabes baisent sur l'épaule ». Cristiani est un marocain de la première heure. Il était déjà à Fès au moment des massacres en 1912, je ne sais par quel hasard il fut épargné! Assistant à la pénétration française, n'applaudissant pas toujours à certaines innovations, c'est aussi un des piliers de notre action au Maroc. Dans sa sphère, il a continué son œuvre médicale, seul au début, maintenant secondé par la jeune collaboration des médecins actifs, comme les docteurs Martin et Meunier, comme le docteur Dekester, chargé du laboratoire. Son hôpital, l'hôpital Coccard, est en dehors de la ville de Fès. Pourquoi Coccard? Parce que c'est le nom d'un infirmier tué au massacre de 1912, un des infirmiers de Cristiani.

Cet hôpital se dissimule derrière les remparts crénelés construits par Moulay Rechid au XVIIIe siècle. Une porte très pure de style découpe son échancrure dans la muraille. Nous pénétrons dans un grand espace vide, quelques bâtiments blancs surgissent de terre, un peu en désordre semble-t-il, mais le docteur Cristiani, du haut d'une terrasse, nous fixe l'axe des bâtiments, dessine en l'air ce que sera son hôpital et la symétrie apparaît.

Au bout du terrain, d'un côté le pavillon des contagieux, de l'autre la stérilisation. Tout cet hôpital, construit ou à construire, qu'un palmier à un bout sépare d'un camp de Sénégalais dont les huttes de paille se serrent contre les remparts, tout cet hôpital est l'œuvre de Cristiani.

Il nous le dit avec orgueil, et avec une juste fierté. Cristiani est un type curieux. Son gros nez tout rond dit sa ténacité, ses yeux bleus vivants au possible ont une douceur souriante, sa bonne poignée de main, vigoureuse, large, est celle d'un homme franc, ouvert, tout d'une pièce. Il nous reçoit avec joie et nous fait faire le tour du propriétaire. Voilà le laboratoire. Cristiani tient à son laboratoire, c'est Dekester qui y travaille. Il étudie la bactériologie, mais on y fait plus. J'y ai vu d'excellentes coupes histologiques. C'est le seul laboratoire du Maroc où l'on fasse de l'histologie pathologique. Et quel mérite dans un pays où la paraffine prend la consistance du beurre! Dans un coin, tapés à la machine, les documents originaux, observations, constatations, photographies, qui constituent les archives de l'hôpital.

La consultation indigène de l'hôpital Coccard a un grand succès, le lundi un marché de bétail et de chevaux se développe à la porte de l'hôpital. Chaque caravane qui arrive pour vendre les produits de son élevage a soin d'installer qui sur son âne, qui sur un chameau, le ou les malades pour les faire voir au toubib. C'est le grand jour de fête hebdomadaire de Cristiani, il travaille du matin au soir, distribue conseils et médicaments, et la vénération dont l'entoure sa clientèle du bled est sa plus grande récompense.

Dans son hôpital, nous avons vu des salles encombrées de malades. On y fait médecine, chirurgie et spécialités. Il faut tout faire. Cristiani donne l'exemple. Quand il passe dans ses salles de femmes, elles se lèvent pour lui baiser les mains. Il nous a montré quelques curieuses séquelles parkinsoniennes d'encéphalite léthargique.

Nous croisons un âne chargé de viande, Cristiani prend les quartiers de viande saignante, les retourne, se montre satisfait de leur qualité, il a dû renvoyer la viande une heure plus tôt, elle ne lui convenait pas. Le chef a l'œil à tout. La cuisine indigène de son hôpital a souvent sa visite, il goûte au couscous et se montre difficile. Et ceci entre une opération chirurgicale et une consultation de médecine.

Le pavillon de contagieux est au bout de l'hôpital, salles séparées ouvertes toutes sur le dehors. Pas de malades, un typhique, un lépreux. Jamais de maladies éruptives, les indigènes les soignent à domicile et refusent de les envoyer à l'hôpital. La visite est terminée.

Nous repassons sous la vieille porte des remparts. Cristiani nous en détaille toutes les beautés. Un soleil de plomb l'inonde de lumière. Nous quittons l'hôpital Coccard et nous descendons vers les remparts de Fès. Nous avons vu le nazaréen dont l'épaule est baisée par les Arabes. Cette trop courte visite nous laisse une profonde impression; nous comprenons la puissance de la bonté, Cristiani est éminemment bon, c'est sa qualité dominante, il lui doit sa place d'honneur dans le cœur des Fasi.

IV

LES MÉDECINS MOBILES

Rien de plus curieux que cette conception de la médecine au Maroc. Elle découle d'une nécessité, la rareté des médecins. On peut discuter son efficacité scientifique, c'est à ce titre qu'elle mérite d'être encore maintenue. Voici comment le médecin-inspecteur Oberlé nous en expliqua le fonctionnement.

De temps en temps les indigènes apportent leurs denrées dans un souk, c'est en plus grand le marché de nos pays. Ce serait une foire sans les baraques. Tous les cultivateurs se chargent des produits de leur terre, en même temps ils achètent les étoffes, les cuirs nécessaires à leur habillement, c'est une bousculade dans la poussière. Les chameaux et les ânes ont tout transporté, hommes et choses, et repartent moins chargés quand la foire est finie.

Cette concentration de population dans ce pays où les douars sont souvent distants de 50 kilomètres est d'un précieux secours. Il faut y envoyer un agent de pénétration. Le médecin est tout désigné. Le voici qui arrive, comme le docteur Bouveret de Mogador, par exemple, avec ses médicaments et sa tente, il s'installe, son cabinet c'est le plein air, on vient à lui, on lui cause, il examine des malades, distribue de la quinine, du sulfate de soude ou d'autres médicaments simples.

Chaque semaine sa clientèle augmente ; les ânes et les chameaux ne portent plus que des sacs, ils chargent des éclopés, des fiévreux, des blessés. Ceci se passe dans certaines zones où le militaire ne pénètre pas. Les populations berbères, si jalouses de leur indépendance, acceptent le conseil du toubib, mais écartent l'autorité exigeante, qu'elle soit civile ou militaire.

Les médecins mobiles du Maroc ne se doutent pas de leur puissance. Elle dépasse les effets de leur vaccination jennérienne ou de leur médication quinique.

Le docteur Henri Routhier, dans une plaquette de l'exposition coloniale de Marseille de 1922, raconte ainsi, d'une façon des plus pittoresques, sa visite avec le capitaine V... chez le Cheik Saïd Tigzirn pour voir les Ida-ou-Tanan, tribu rebelle à l'autorité du maghzen.

Après plusieurs heures, les dissidents entrent sous la tente. « De grands diables, aussi noirs et secs qu'un sarment de vigne pendant l'hiver, vêtus d'une djellaba et du burnous de laine blanche des gens du bled, débouchèrent un à un de la porte en baïonnette du riad. Ils déposèrent leurs fusils contre le mur et nous pûmes remarquer que toutes ces armes étaient à tir rapide. » On apporte le thé brûlant, puis une table ronde, mais le déjeuner fut muet. Les Ida ou Tanan allèrent comme ils étaient venus, sans parole et sans salut.

A la deuxième entrevue, même silence; ce n'était pas un moyen d'aboutir. Le capitaine demanda le secours de notre confrère. « Cheik Saïd, demande-leur s'il y a du paludisme chez eux et s'ils n'ont pas besoin de quinine? Demande aussi s'ils ont des gens gravement malades dans le bled et explique-leur que je suis envoyé par le maghzen pour les soigner et leur donner conseil. »

Aussitôt traduite en Chleuh cette phrase rompt le silence. Les délégués rebelles se consultent. Qui parlera le premier au roumi? L'un se décide, puis l'autre. « Et, à tour de rôle, ils vinrent s'accroupir sur leurs talons en face de moi, ainsi que font ceux de la campagne, le coude au genou, la main en l'air par le geste qui accompagne chaque phrase. »

Chacun raconta ses misères et Henri Routhier distribua son approvisionnement en entier. « Mon rôle était terminé. Celui du capitaine V..., beaucoup plus difficile, commença séance tenante. Il entama la conversation politique. » N'est-ce pas curieux que cette médecine diplomatique et que la confiance des Berbères dans nos médecins?

Le médecin mobile part donc avec ses boîtes, sa provision de quinine et de vaccins; il vaccine les tribus, leur fournit des médicaments, il peut parfois faire plus : stériliser les vêtements, désinfecter autant que possible. L'équipe sanitaire mobile peut contenir une étuve à désinfection. Mais cette étuve n'est pas nécessaire, une tente suffit avec une caisse de pharmacie et comme transport une petite voiturette ou quelques ânes. Le médecin parcourt des régions insoumises, protégé qu'il est par la confiance que l'on a eu en lui et en sa sacro-sainte puissance. Chaque jour des médecins partent ainsi en mission, ils devancent la civilisation.

Il fut un temps où ce rôle était réservé aux missionnaires, il y a peu de missionnaires au Maroc, la foi en l'Islam ne les tolère pas, ils disparaissent sans laisser de traces. C'est le médecin qui les remplace, on lui pardonne d'être un roumi parce qu'il guérit.

V

LE MARABOUT DE SIDI BEN ACHIR.

Salé, la blanche Salé, nous apparut du rocher des Oudaïas. Le jour tombait, le ciel se colorait des teintes les plus vives. Une petite brume étalait son tapis de laine sur l'estuaire du Bou Regreg. Dans le lointain, dominée par ses minarets, Salé la barbaresque semblait une cité de rêve faite de neige et d'azur.

La curiosité nous poussa dans cette ville de corsaires. Elle est bien pacifique aujourd'hui et ne garde plus comme souvenir de son ancienne puissance que sa couronne de remparts. Le car passe sous la porte où jadis glissaient à la marée montante les blanches caravelles. Salé s'enrichit d'un artiste, le docteur Valeton. Grâce à lui et sous sa direction nous avons vu les curiosités de cette ville. Le marabout de Sidi ben Achir en est une, et non des moindres.

Dans un immense cimetière arabe que sépare de la mer une ceinture de hautes murailles bastionnées et crénelées, assez hautes pour que les tombes musulmanes ne soient point troublées par le bruit de la mer, s'élève une vaste et blanche Kòuba avec son dôme sphérique. C'est le tombeau du saint Sidi ben Achir.

Valeton nous raconte sa vie dans une plaquette charmante. (Expos. col. de Marseille 1922). Ce saint personnage vivait au XIVe siècle. Ses connaissances médicales lui attiraient du monde. Il mourut. Sa tombe fut vénérée et devint un but de pèlerinage.

Le sultan Moulay Smaïn, en 1810, fit construire la Kouba actuelle, tout en reprochant aux habitants de Salé leur indifférence pour la sépulture de ce saint homme. Une espèce de hangar au dehors abrite les pauvres et les malades, c'est une cour des miracles en guenilles. Valeton parlemente avec le gardien du sanctuaire. Grâce à notre titre de toubibs, nous pouvons entrer et jeter un coup d'œil rapide non sur le tombeau du saint, mais sur l'hôpital qui l'entoure. Car autour du saint vénéré se serre un petit hôpital, 36 benikas, chambres, ou mieux niches, pour les pèlerins et trois cabanons pour les fous. Chaque benika est fermée par une couverture. Elles sont pleines de monde, femmes, hommes, enfants malades, bien portants et tous dans la promiscuité la plus sale. Sidi ben Achir a une grosse clientèle. Certains de ses pèlerins doivent, pour se loger, habiter les casemates des murailles. Il y a entre 100 et 200 habitués de cette misère.

Ils vivent la plupart d'aumônes. Valeton nous dit leur vie. « Le jour, ils s'égayent à travers la ville et, assis le long des rues par petits groupes, rappellent aux croyants, avec insistance, le devoir de l'aumône. Ils étalent à la pitié ou au dégoût du passant telles mutilations, cicatrices de brûlures de l'œil et des paupières, moignons des poignets, dont la rude justice chérifienne de jadis crut devoir leur imposer le châtiment; tels lupus, telles syphilides ignobles de la face ou des membres, sertis dans un pittoresque assemblage de loques sordides où la vermine prend ses ébats. Leur subsistance est exclusivement assurée par la mendicité; parfois cependant leur ordinaire se corse des reliefs de quelque riche pèlerin; le marabout de Sidi ben Achir ne les nourrit en aucune façon. Lorsque la nuit les a rabattus sur leurs logements du marabout, ils s'étendent sur une couche de nattes et de hardes immondes qu'aucune collectivité religieuse, qu'aucun organisme administratif ne considère avoir la charge de renouveler. » Si le pèlerin est aisé, il paie sa benika, et, à son départ, il doit en assurer le blanchiment à la chaux.

Dans les cabanons, trois aliénés sont enchaînés par de solides colliers de fer qu'une lourde chaîne fixe à la muraille. Valeton nous explique que le fer dans l'idée musulmane possède par lui-même une action calmante pour faire fuir les mauvais esprits. Cette action calmante n'avait probablement pas eu le temps de s'exercer, car un des malades nous jeta à la tête un ustensile en fer-blanc. Ces aliénés ont une nourriture suffisante, assurée par la charité privée. Leurs gardiens sont doux avec eux, ne les brutalisent jamais et tiennent proprement les réduits étroits où, enchaînés, ils attendent leur guérison.

Tous ces malades sont là pour obtenir la grâce de Sidi ben Achir. Sur la petite tombe miraculeuse on prie et on apporte ses offrandes. Nous n'avons pu l'approcher, elle est sévèrement gardée.

Cette institution hospitalière est sous la surveillance d'une commission composée du Pacha de Salé, de plusieurs membres d'une famille notable de la ville, et du nadir des Zaouïa.

Le médecin chargé de l'hygiène n'a rien à voir dans cette Kouba. Valleton se borne de temps en temps à pratiquer une espèce de rafle dans le cimetière autour du tombeau, il le fait après avoir acheté, grâce à la charité privée, des vêtements de rechange. On lave sur place les misérables, on les épouille comme on peut, lorsque leurs loques sont brûlées et on leur donne des vêtements propres. La bénédiction du saint n'en est que plus efficace de cette façon. Le saint ne fait pas tout d'ailleurs. Nous sortions de la Kouba quand le garde qui nous avait conduits signala contre le mur extérieur une pauvre femme très malade, elle y était enfouie sous ses loques la tête contre terre. Valleton, très doucement, donna l'ordre de chercher un brancard et de la transporter à son hôpital. Il fut remercié bien bas. Il intervient là où Sidi ben Achir a échoué. Il réussira, j'en suis sûr. Ses guérisons miraculeuses lui ont déjà acquis à Salé des tributs d'admiration. Les indigènes là-bas commencent à croire que ce toubib pourrait être un marabout, et qui sait si un jour Sidi ben Achir ne perdra pas un peu de sa clientèle. Ce ne sera pas de la faute du docteur Valleton, il a son culte aussi pour le saint guérisseur, et il a écrit sur lui de fort jolies choses.

VI

LE MARISTAN DE SALÉ

C'est un fondouk pour le moment. Une cour rectangulaire mal éclairée, encombrée d'ânes, de chameaux qui attendent le retour de leurs maîtres venus pour vendre les produits de leur culture. Du crottin par terre, des mouches innombrables dans l'air.

Au centre, le docteur Valeton nous montre un dallage qui marque l'emplacement d'une ancienne fontaine aux ablutions. Sur cette cour s'ouvrent des logettes, plus que des chambres, au rez-de-chaussée et au premier étage, celles du premier étage réunies par un balcon de bois à balustrade. Les logettes s'encombrent en haut de sacs, en bas d'ânes attachés au mur. Rien ne ferait penser que ce fondouk sale fut une école de médecine et même une école glorieuse. La porte seule avec sa voûte brune de bois de cèdre semble témoigner de cette antique grandeur.

Le docteur Valeton a fait l'histoire de cette école de

médecine et c'est à sa plaquette que nous empruntons les renseignements suivants.

Elle fut fondée vers l'an 1400 par le sultan mérinide Abou el Hassan dans le but de soigner des malades. On construisit des maristans dans plusieurs villes, à Fès, Taza, Meknès, Salé et Marrakech, celui de Salé fut le plus célèbre. Cet hôpital fut installé avec luxe. Une rente de trente dinars assurait à cette époque les frais de nourriture et de médicaments et permettait de donner au convalescent quittant l'hôpital une petite somme d'argent. L'émir Abou Inan rechercha de grandes lumières médicales pour soigner ses malades et faire des élèves. Il leur faisait de brillantes situations matérielles. Le plus connu de ces maîtres est l'Iman Si Mohammed ibn Mejrad es Slaoui, originaire de Ceuta, où il revint mourir en 1412. La science enseignée à l'École de Salé était, de l'avis de Valeton, « un curieux mélange des traditions magiques de l'Orient, d'un empirisme tâtonnant, de dogmes péripatéticiens et alexandrins ».

La science du célèbre Averrhoës fut enseignée certainement au maristan de Salé, il était mort à Rabat vers 1198 et la médecine de Salé se ressentait encore de son influence.

Avec l'émiettement de l'empire mérinide vers la fin du XVe siècle, les études médicales périclitent au Maroc. Les médecins perdent du terrain, la confiance dans le marabout guérisseur ou dans la magie remplace la confiance dans le médecin. C'est la période de décadence de la médecine arabe, décadence dont elle n'est pas encore sortie.

Voyons maintenant comment, en pleine prospérité, fonctionnait le maristan. Dans la plus grande salle, les provisions de médicaments s'accumulent, le maître confectionne lui-même ses drogues avec ses plus brillants disciples, quelques livres et quelques recettes. Dans les logettes ou *benikas* seulement éclairées par l'ouverture de la porte, sont couchés sur des nattes un ou plusieurs malades. La visite devait avoir lieu comme de nos jours et la visite terminée les élèves réunis dans une salle recevaient le fruit de l'expérience du Maître sous forme de longues discussions où les recettes médicamenteuses alternaient avec des théories complexes et savantes. Il n'existait pas d'infirmiers, leur besogne incombait aux élèves.

Là ne se bornait pas le rôle des médecins. Le maristan n'était guère habité que par des misérables. Les classes moyennes avaient recours à la lumière du maître, il existait une consultation de médecine. Les mêmes tableaux que ceux des Consultations actuelles devaient s'observer. Cette foule silencieuse accroupie pendant des heures sous la nuée des mouches bourdonnantes, les femmes cachées sous leurs lourdes couvertures, les enfants aux yeux rouges et au visage piqueté de mouches, les hommes maigres, cachectiques, avec leurs yeux caves ou brillants de fièvre, foule qui se lève et se bouscule quand la porte s'entr'ouvre pour laisser entrevoir dans l'ombre de la chambre close la silhouette du Maître qui guérit. Pour les malades très aisés le Maître se dérangeait, le sultan y avait recours souvent. Dans ces cas, jamais il n'était question d'honoraires, mais les dons reçus dépassaient toujours en magnificence ce qu'aurait pu espérer le savant médecin.

Depuis plusieurs siècles, le maristan de Salé est délaissé. Il est devenu le fondouk Askour, ce sont des ânes et des chameaux qui l'habitent. Les malades l'ont délaissé pour le marabout de Sidi ben Achir. Les savants arabes ont disparu, on n'avait plus confiance en eux, logique évolution dans ce pays où la foi dirige tout, domine tout et où la raison est souvent étouffée.

VII

TROIS CONFRÈRES INDIGÈNES

Le Barbier.

Une porte ouverte sur la rue, une poussière blonde s'élève de la foule des ânes et des gens qui se bousculent sous le soleil de plomb, aucune pancarte, aucune enseigne. Une loge sans fenêtre. Les murs ne portent qu'une étagère. C'est là qu'opère le barbier. Il rase les crânes en respectant la mèche indispensable à Allah. Mais il fait plus, pour le moment il saigne. Avec un couteau de fortune, espèce de canif formé par une lame plus ou moins mal emmanchée sur un morceau de bois, il pratique de chaque côté de la nuque, sur le cuir chevelu fraîchement rasé, des scarifications courtes et entrecroisées. Le patient, la nuque penchée en avant, ne manifeste aucune impatience, ni aucune douleur. Les incisions faites, le barbier applique à leur niveau l'orifice d'une espèce de ventouse en tronc de cône de cuivre jaune, dont se détache un petit tube en tuyau de pipe que l'on peut fermer à volonté par obturation. Le barbier aspire par le tuyau de pipe et le vide ainsi obtenu fixe la ventouse et attire le sang. La saignée dure quelques minutes. On essuie le sang au niveau des deux plaies. Le patient se lève et s'en va satisfait après avoir laissé quelque menue monnaie. Tous les barbiers possèdent les petites ventouses de cuivre jaune qui rappellent assez sur leur petite étagère les cafetières luisantes d'un ménage de poupées.

Le Sorcier.

Assis gravement sur une natte dans le coin d'une place, entouré d'une foule de petits paquets ouverts contenant des graines, des feuilles sèches, du poivre rouge, du safran, des morceaux de bois, de la terre sèche et même par extraordinaire des rondelles de pâtes sucrées où en rouge sont dessinées les heures et les deux aiguilles d'une petite montre, produits ridicules de notre civilisation, le sorcier cause peu, n'offre pas les produits de son commerce. C'est un homme d'un certain âge habillé d'une djellaba sombre. Un client se présente, se glisse sur le côté sans toucher aux précieux paquets, dit quelques mots à voix basse, s'assied à côté de l'homme grave. L'autre lui prend le pouls, penche la tête, glisse sur l'avant-bras une main onctueuse, comprime la face interne du coude, puis lève le front, sa figure exprime l'air satisfait d'un homme qui a compris, quelques mots suffisent, un petit paquet, quelques sous. Le malade se glisse dans la foule qui regarde et, toujours grave, dans son silence impénétrable, l'homme de l'art songe... en attendant un autre homme à guérir.

Le conteur arabe.

Le jour tombe, c'est l'heure de la prière, les murs de pisé se colorent en rouge, l'air se rafraîchit, la vie assoupie par la chaleur du jour renaît quelques instants avant la sombre nuit. Assis le long du mur, les jambes repliées, le menton au genou, le capuchon de travers sur la tête attentive, ils sont vingt, quarante, que sais-je. Jeunes ou vieux, immobiles comme des statues, silencieux comme du marbre, sans geste, sans un mot, figés dans leurs draperies claires, ils écoutent le conteur. Il est debout et cause. Il cause sans arrêt, accompagne son récit d'une mimique expressive, ses yeux flamboient et le geste souligne l'intérêt du sujet. Tel autre accompagne son histoire du bruit produit par le choc des deux mains sur une espèce de bouillotte métallique, c'ést le tambour de l'orateur.

L'histoire s'éternise, le public reste figé, immuable. Que peut-il leur dire? Et comme malgré toute l'agitation que montre le conteur, les figures conservent leur impassibilité, on se demande si toute l'expression des auditeurs ne s'est concentrée dans sa figure à lui, qui leur raconte d'aussi belles histoires. Il parle pour le moment d'une grande guerre de jadis entre les noirs et les blancs; les noirs étaient nombreux, les blancs étaient très peu! Mais les blancs étaient conduits par Allah, ils vainquirent les noirs. Et l'histoire continue avec ses incidentes, avec ses anecdotes et toujours la justice divine. De temps en temps un homme se lève doucement, donne une petite pièce et se retire sans rien dire, sans bruit. Et l'histoire continue de plus belle.

Ce conteur glisse parfois des conseils d'hygiène ou des recettes médicamenteuses dans ses histoires. Ne pourrait-on pas l'utiliser pour la cause de l'hygiène et de la santé publique? Ce serait un propagateur admirable, et je doute que jamais toubib soit mieux écouté. Pour mon compte, je n'ai jamais vu pareil public. Tous les soirs le conteur commence son histoire vers cinq heures et la continue jusqu'à la nuit. Tous les soirs il a du monde, des petits comme des grands et on l'écoute toujours.

VIII

LES DISPENSAIRES ANTISYPHILITIQUES

La syphilis est la grande maladie du Maroc. Elle est excessivement fréquente sous toutes ses formes. On voit rarement le chancre parce que par lui-même il n'a rien d'inquiétant et attire peu l'attention de l'indigène, par contre les syphilides secondaires, les syphilis malignes, les syphilis tertiaires plus ou moins mutilantes sont d'observation courante. Ce n'est pas une maladie honteuse, mais la plus banale de toutes, on ne la cache pas, au contraire. Avant notre arrivée, les indigènes avaient recours à des cures de « lechba », infusion de salsepareille ou de romarin, ou aux eaux sulfureuses de Moulay Yacoub.

Il y avait là une œuvre importante et précieuse à réaliser. Le Service de santé du Maroc fit de la lutte antivénérienne un des actes les plus importants de sa campagne. On créa un peu partout des dispensaires antisyphilitiques. Nous en avons visité plusieurs à

Casablanca, à Marrakech, à Meknès, à Oudjda. Tous sont installés sur un même type très simple.

Celui qui nous a paru le plus parfait pour son organisation scientifique est celui de Casablanca, il est dirigé par les docteurs Azemar et Marcel Lepinay. Modestement logé dans une maison arabe, il comprend deux salles, une salle de piqûre, une salle de laboratoire. Lés piqûres sont souvent confiées à un infirmier arabe, dont nous avons remarqué la dextérité. Ce sont, bien entendu, pour la grande majorité des cas, des injections de novarzénobenzol. Tous ces dispensaires en sont copieusement fournis. Les doses varient suivant les cas, certains médecins comme Mme Legey ou Madelaine à Marrakech ne dépassent que rarement 0,60, d'autres comme ceux de Casablanca montent à 0,90. On procède par doses progressives et par séries de six injections en général répétées à quatre reprises par année.

Dans l'année 1920, Colombani et Mauran nous apprennent que dans les six dispensaires de Tanger, Casablanca, Marrakech, Rabat, Oudjda et Fès, on a donné 75,602 consultations et pratiqué 59,816 injections intraveineuses. Ce sont des chiffres formidables, qui prouvent du succès de nos dispensaires.

Marrakech vient en tête avec 24.121 consultations et 19,471 injections intraveineuses.

L'efficacité du traitement est suivie à l'aide des réactions de Bordet-Wassermann, je les ai vues parfaitement effectuées à Casablanca, Marrakech et Meknès.

On a recours le plus souvent à la méthode de Hecht. Pour la réaction de Bordet-Wassermann, nos confrères du Maroc sont souvent gênés dans la préparation du sérum du lapin antimouton par la grande mortalité des lapins.

Des fiches soigneusement tenues portent le diagnostic, les dates et les doses du traitement et l'évolution de la réaction de Bordet. Azémar et Marcel Lépinay nous ont communiqué une très belle observation d'une stérilisation parfaite par l'arsénobenzol suivie d'une réinfection ultérieure par contage incontestable. Dans les cas complexes, Azémar pratique des ponctions lombaires et fait une analyse complète du liquide céphalo-rachidien tant au point de vue cytologique et chimique qu'au point de vue réaction de Bordet.

C'est aussi bien que ce que nous voyons dans nos grands centres de la métropole. Avec une nuance cependant que l'organisation matérielle rencontre moins d'obtacles à Casablanca ou à Marrakech qu'à Paris. Je veux parler par exemple de la consultation du soir de mon excellent et éminent ami le professeur agrégé Gougerot, à Saint-Antoine ; depuis plus de six mois il attend en vain l'arrivée d'une étuve pour ses réactions de Bordet, on lui limite ses crédits à un tel point qu'au Maroc cela paraîtrait un scandale, c'est que, chez nous,

nous sommes loin de posséder un protectorat médical et la santé des Parisiens a certainement moins d'intérêt pour nos dirigeants que celle des Berbères du Sud-Marocain.

L'organisation des dispensaires antisyphilitiques du Maroc est parfaite. Elle se complète avec une réglementation médicale de la prostitution par le médecin-chef du bureau d'hygiène. Marcel Lepinay l'a remarquablement organisée à Casablanca; Madelaine à Marrakech est content des résultats qu'il obtient et Chemin, à Oudjda, nous disait avec satisfaction qu'il avait bientôt traité toutes les prostituées fixes et reconnues de son centre pour des syphilis en évolution. Colombani nous apprend qu'à Fès, où l'union est parfaite entre le dispensaire antisyphilitique et le bureau d'hygiène, 2,492 femmes avaient pu être examinées dans un trimestre, les malades contaminées sont blanchies immédiatement par le dispensaire. Les résultats sont encourageants. A Fès le nombre des syphilis primitives dans le quartier réservé de Moulay Abdallah serait tombé de 5 à 1. Colombani nous fait justement remarquer la difficulté de cette réglementation suivant les villes. « L'éparpillement des prostituées dans une ville d'un périmètre tel que celui de Marrakech et l'énorme proportion des prostituées clandestines rendent au premier abord, illusoire, dans ce chaos urbain, tout essai de réglementation en face de Fès, ville de type andalou, à quartiers nettement différenciés, y compris le quartier réservé, habituée aux mesures administratives et aux réglementations minutieuses et séculaires. » Cette formule doit donc s'adapter aux conditions urbaines. C'est là qu'intervient l'intelligence souple et ouverte de confrères, comme Madelaine à Marrakech. Il espère toujours arriver au succès, mais il lui faut la collaboration de ses administrées, cette collaboration est faite de confiance dans l'efficacité de l'assistance médicale.

Le succès de la thérapeutique antisyphilitique sagement conduite, les miracles qu'elle opère, ont orienté les indigènes vers le dispensaire; ils y viennent en foule et en partent enthousiasmés par les effets obtenus. C'est un des plus puissants devoirs de notre pénétration, quelques injections intraveineuses font souvent mieux que de nombreux coups de canon et coûtent certainement moins cher.

IX

LES HOPITAUX DANS LES PALAIS

C'est aussi une curiosité du Maroc, mais une douloureuse curiosité. Certains hôpitaux, certains dispensaires sont installés dans des palais arabes. Le Maréchal a toujours respecté l'art arabe, il a imposé l'édification des villes européennes à une distance respectueuse des villes indigènes. De cette façon Marrakech, Rabat, Meknès, Fès et Taza conservent leur pittoresque et l'œil n'est pas douloureusement frappé par des contrastes pénibles comme ceux dont on souffre à Casablanca ou à Oudjda. Les deux civilisations ne peuvent se mêler sans se nuire réciproquement, du moins au point de vue artistique. Mais il n'est pas de sensation plus pénible que celle que nous avons ressentie en voyant des hôpitaux installés dans des palais arabes. C'est un non-sens absolu, créé peut-être par la nécessité, mais qui exige une correction rapide.

A Marrakech, il existe au seuil de l'Aguedal, au

seuil de ce jardin féerique où, entre de hauts murs rouges, bastionnés et percés de portes étroites, croissent les arbres les plus variés parmi ceux dont les fruits font l'ornement de la table : orangers, citronniers, oliviers, figuiers, grenadiers, abricotiers, poiriers, pruniers et où deux immenses bassins reflètent dans leur eau dormante la silhouette bleuâtre du grand Atlas ; au seuil de ce jardin enchanteur s'élève un palais, un vaste palais, Dar El Beïda, « la Maison Blanche ». C'est le riche palais avec ses grandes cours carrées, dallées de mosaïque où chante la pluie de la vasque centrale. Les murs blancs qui la bordent flamboient sous le soleil ; aux angles, des bastions carrés sont coiffés de tuiles vertes. De massives portes de bois enluminées comme un missel médiéval sont ouvertes à chaque face sur des salles à hautes voûtes. Les murs de ces salles couverts de mosaïques multicolores supportent une dentelle ajourée et infiniment variée de plâtres blancs que piquent quelques taches de couleurs vives pour en accuser encore les découpures et les saillies. Si la voûte le permet, quelques verres de couleurs laissent tamiser une lumière doucement teintée. Le bois de cèdre des portes répand dans ces salles la délicieuse odeur que l'on retrouve dans tous les palais arabes. Sur le sol, des mosaïques blanches et vertes découvrent par l'usure les teintes rouges de la brique. Tous ces palais en plus ou moins riche frappent par la délicatesse du goût arabe, un goût raffiné, attaché au détail mais sachant éviter la note criarde qui ne serait pas en harmonie avec l'élégance des fleurs et la délicieuse verdure des plantes dans les jardins clos. Ces salles ne devraient contenir que divan bas, que natte et que tapis épais. C'est assez d'avoir vu dans certaine salle du palais de la Bahia, où évidemment le Résident n'a pas pénétré, un ignoble choubersky empallé par son tuyau noir auquel des fils de fer fixés dans le plâtre offrent un éphémère équilibre tout comme en France dans un cabinet de fonctionnaire. Mais voir installés dans le palais de la Maison Blanche des lits militaires avec leur montant de fer où s'accrochent des moustiquaires de fraîcheur douteuse, voir leurs rudes pieds de fer blesser la délicatesse des mosaïques, voir nos braves soldats français ou indigènes couchés dans ces lits de misères, au milieu de ces beautés faites pour des sultans, sentir ces contrastes et penser à leurs conséquences crée une impression pénible. Pénible pour nos soldats d'abord, ces salles n'ont pas de fenêtres, ne prennent de l'air et de la lumière que par leurs portes, elles sont faites pour des hommes qui vivent dehors ou pour des femmes qui, le soir, vont prendre l'air au coucher du soleil sur les terrasses. Pénible pour le palais qui ne peut que voir s'effriter des richesses. Je sais bien que le médecin chef de l'hôpital nous faisait remarquer le respect de ses blessés et de ses malades pour ces trésors. Nous n'avons pas vu de ces inscriptions murales qui caractérisent si pitoyablement la présence des races blanches. Le soldat du Maroc ne profane pas ces beautés. Il mériterait cependant des salles plus éclairées et moins riches en dentelles de plâtre.

Ce n'est pas le seul endroit où nous avons observé ce contraste. Le plus criard nous fut donné à Meknès où, dans une délicieuse salle d'ombre riche d'une profusion de motifs décoratifs, le docteur Dufaure de Cistres nous fit admirer un trépied radiographique ; heureusement pour l'art, il n'y avait pas de courant électrique et on n'avait pas eu la douleur de briser la voûte de ce petit temple.

Certainement il faut pouvoir traiter les malades, mais il faut aussi protéger les beautés de l'art indigène. Ne pourrait-on pas épargner les palais, installer les hôpitaux ou les dispensaires dans des maisons arabes ou construire des hôpitaux dans le style de l'hôpital Mauchamp. On a beau mettre sur la porte du palais de l'Aguedal, hôpital Maisonnave, il reste et doit rester le Dar El Beïda.

X

LA MATERNITÉ ET LA GOUTTE DE LAIT DE RABAT

C'est un effort louable dont l'initiative revient à la Maréchale que d'avoir organisé la défense de la première enfance, en couplant Maternité, Pouponnière et Goutte de lait. Durant la première année, la mortalité infantile au Maroc est considérable : près du quart de la mortalité totale. Toute organisation qui pourra diminuer cette mortalité sera particulièrement bienfaisante. C'est le but que s'est proposée la maréchale Lyautey. Le docteur Lapin nous conduisit durant la visite que nous avons faite à la Maternité de Rabat et nous en exposa le but et le fonctionnement.

Le plan de la Maternité est parfaitement conçu et présente en plus luxueux ce que nous voyons en France. D'ailleurs le travail du médecin de la maternité, le docteur Marmey, est réduit au minimum par l'absence d'infection puerpérale. Le soleil de Rabat, le peu d'encombrement des salles, les mesures de stérilisation poussées à l'extrême en sont les principales raisons. De bonnes sœurs prodiguent leurs soins éclairés aux jeunes mamans et aux enfants et doivent avoir leur part dans les compliments mérités pour la propreté rigoureuse de ces services.

Rien de spécial à dire de la pouponnière et de la garderie. Ce qui est construit est largement conçu et nous avons admiré la grande salle de bains des bébés, quoique dans ce genre celle de la Maternité de Strasbourg soit plus parfaite.

Toujours dans le même groupement de pavillon sans étage, prend place la Goutte de lait. Le docteur Guilmoto nous en explique l'organisation. Le lait frais est stérilisé à 108° dans le biberon tout préparé pour la tétée, la maman vient chercher son panier de biberons pleins et rapporte son panier de biberons vides qui sont lavés, séchés dans une salle spéciale. La maternité de Rabat n'utilise que du lait frais, on ne connaît pas l'emploi du lait concentré ou de la poudre de lait. Quand nous y passons, les abonnés de la goutte de lait sont au nombre de 35 indigènes et de 78 européens. A ce service est annexée pour les bébés une Consultation de médecine qui fonctionne deux fois par semaine. L'extension de cette Goutte de lait est rapide, mais dans les milieux indigènes elle ne progressera pas sans difficultés, l'indigène nourrit son enfant au sein jusqu'à l'âge de deux ans, mais à cette époque, brusquement, sans transition, elle passe à une alimentation d'adulte, l'enfant

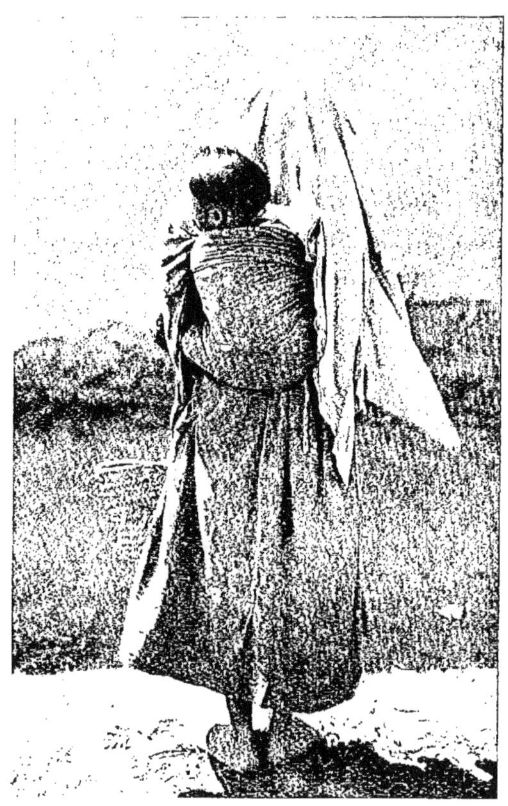

Fig. 2. — Femme berbère portant son petit.
(Cliché dû à l'obligeance de Mme Legey.)

est mis du jour au lendemain au couscous. Ce saut alimentaire est une source importante d'entérites infantiles.

La maternité goutte de lait de Rabat est presque gratuite. Les femmes enceintes ne paient que des sommes minimes pour leur séjour et ceci quelle que soit leur fortune. L'accoucheur touche pour sa part la somme dérisoire de 100 francs même s'il a accouché la femme d'un riche propriétaire de Rabat. Pour la goutte de lait voici les prix que nous avons vus affichés : prix par mois, d'un jour à 4 mois, 20 francs ; de 4 mois à 8 mois, 30 francs ; au-dessus de 8 mois, 40 francs. C'est la formule du sacrifice. Qu'au début, pour orienter les esprits, pour attirer les mamans, on ait voulu faire bien et bon marché, c'est parfait. Mais maintenant le but est atteint, le succès couronne les efforts et à juste titre. La Maréchale a triomphé de toutes les résistances, aussi l'opinion publique a-t-elle demandé que l'avenue de la Maternité prenne le nom de l'avenue de la Maréchale. D'autre part, le Maroc traverse une phase financière difficile, on doit faire des économies. Que l'on fasse payer les riches ! c'est une nécessité pour les pauvres et pour tous. L'idée de la Maréchale est excellente, il faut d'autres Maternités et d'autres Gouttes de lait. L'argent apporté par les riches mamans l'aidera à poursuivre son œuvre. Je sais bien qu'il est pénible de demander de l'argent, mais c'est une nécessité moderne pour réussir. On peut le dire sans diminuer aucunement la valeur sociale de cette œuvre essentiellement humanitaire et magistralement conçue.

XI

LES DISPENSAIRES ANTITUBERCULEUX AU MAROC

C'est une erreur de croire que la tuberculose ne se rencontre pas au Maroc. Elle s'y découvre aussi fréquemment qu'en Europe et même dans ces dernières années elle paraît nettement en voie de progression. Voici, par exemple, cités par Colombani et Mauran, les chiffres du médecin-chef de l'hôpital indigène de Rabat : en 1918, 48 cas; en 1919, 75 cas; en 1920, 91 cas pour un nombre sensiblement égal d'hospitalisation.

Le docteur Lapin, conseiller technique pour la tuberculose, nous apprend que, suivant les villes, le pourcentage des formes pulmonaires varie par rapport aux formes osseuses ou ganglionnaires. Fès vient en tête avec 56,25 °/₀ de tuberculose pulmonaire, tandis que sur le littoral les formes osseuses prédominent. En général, d'ailleurs, dans les villes du littoral dont le climat est humide les tuberculoses pulmonaires affectent une marche rapide.

Une constatation faite par Colombani et Mauran semble prouver que les races depuis longtemps contaminées opposent à la tuberculose une résistance beaucoup plus considérable que les races indemnes jusqu'alors. Le fait s'observe, par exemple, chez les travailleurs du Sous ou chez les Filali qui viennent dans les villes à la recherche d'ouvrage, y travaillent autant qu'ils peuvent dans la plus profonde misère pour rentrer chez eux avec une bourse mieux garnie.

A l'infirmerie indigène de Rabat :

En 1918, sur 42 cas de tuberculose, les Soussi ont fourni 28 cas avec 9 décès ;

En 1919, sur 75 cas de tuberculose, les Soussi ont fourni 49 cas avec 22 décès ;

En 1920, sur 91 cas de tuberculose, les Soussi ont fourni 55 cas avec 31 décès.

Or, les Soussi appartiennent à un pays éloigné, d'accès difficile, de l'autre côté de l'Atlas où la tuberculose n'existe presque pas ou n'est que d'importation récente. Même sensibilité des nègres, d'où le danger dont ils menacent les familles riches qui les possèdent à leur service.

Les israélites paient aussi leur tribut à la tuberculose, et dans certaines villes comme Mazagan et Safi,

Colombani et Mauran nous apprennent que les israélites sont plus atteints que les musulmans.

Chez les indigènes, la tuberculose affecte une certaine gravité comme, d'ailleurs, nous en avons été frappés pendant la guerre. A Rabat, leur mortalité pour tuberculose est de 3,29 pour 1.000 habitants contre 0,31 chez les Européens.

Quels sont les moyens mis en jeu au Maroc pour lutter contre l'extension de la tuberculose? Il faut dépister les malades, les isoler ensuite, enfin protéger l'enfance.

Il n'y a pas encore au Maroc beaucoup de dispensaires antituberculeux. C'est un organisme à l'étude qui n'a pas donné les résultats qu'on en espérait, contrairement, d'ailleurs, au dispensaire antisyphilitique.

On le comprend facilement quand on lit dans le livre de Colombani et Mauran. « En liaison étroite avec le Bureau d'hygiène, il contribue à faire déclasser les immeubles insalubres et dresse la carte de la tuberculose. » C'est facile à faire pour le bled, mais dans Fès, dans cette ville toute de murailles, d'obscurité froide et humide, dans les bas-fonds de ses quartiers misérables, il faudrait tout détruire, ce sont des nids à tuberculose. Et détruire Fès, n'est-ce pas une impossibilité, et plus encore, un sacrilège?

Il faudrait dépister le tuberculeux, entrer dans son

foyer et prendre les mesures nécessaires. La plus urgente est l'isolement du tuberculeux. Or, il n'y a pas d'argent pour construire de grands sanatoria et les mœurs de l'indigène ne s'adaptent pas à une longue hospitalisation.

On ne peut donc réaliser l'isolement du tuberculeux dans la société, mais on peut isoler les tuberculeux qui se trouvent dans les hôpitaux. Cet isolement est actuellement obtenu au Maroc.

Dans la famille, on ne peut encore espérer un isolement, mais on peut du moins réduire au minimum les chances de contamination en obtenant des tuberculeux l'usage du crachoir et sa désinfection.

Pour protéger les enfants, le médecin-chef du dispensaire de Fès ne voit que deux moyens : la création des crèches ou pouponnières pour les soustraire à la contagion, et la création des colonies d'enfants de plus de quatre ans. Ce sont des petites mesures.

Le docteur Lapin, qui nous parlait de ses efforts, ne cachait pas un sentiment de découragement. La lutte antituberculeuse au Maroc ne serait efficace que si on pouvait à la fois assainir les logements, améliorer la nourriture, supprimer la misère, la promiscuité, enlever le tuberculeux à la société, l'isoler, le soigner. Tout cela est impossible. C'est une utopie au Maroc. Les efforts mis en jeu ont été louables, il faut les maintenir, les soutenir, les encourager, parce qu'on doit faire quelque chose, mais leur efficacité reste douteuse et bien incertaine.

C'est à peu près ce que nous voyons dans un autre ordre d'idées dans la métropole.

XII

L'HOPITAL MARIE-FEUILLET A RABAT

L'architecte qui dessina l'hôpital Marie-Feuillet voulait certainement faire une belle chose. Il n'a pas mal réussi. Les bâtiments s'alignent dans une symétrie parfaite. Les toitures plates et les fenêtres mauresques suffisent pour situer sous le ciel d'Afrique ces façades qu'inonde l'impitoyable lumière. Les flots de la mer se brisent à quelques mètres et le bruit des vagues arrive porté par la brise. C'est très beau, mais certainement les architectes n'ont aucunement consulté les médecins ni les chirurgiens. On ne construit pas un hôpital de médecine et de chirurgie générale au bord de la mer. Quand on songe que dans cet hôpital il existe un pavillon de contagieux surtout alimenté par de la fièvre typhoïde, parfois par du typhus ou de la peste, qu'on y soigne les tuberculeux et qu'on y opère des grands blessés, on se demande si cette situation de l'hôpital au bord immédiat d'une mer houleuse n'est pas une gageure. L'hôpital est très élégant d'aspect extérieur, des parterres de fleurs plaquent leurs notes gaies autour des pavillons. Le médecin-chef, le docteur Couzergues, nous dirige aimablement. Voici les salles d'opération bien éclairées, où nous apprenons des récents et brillants résultats opératoires au sujet de deux résections intestinales pour plaies pénétrantes, le pavillon des officiers avec sa salle à manger somptueuse ouvrant une large baie sur la mer. Dans le service de contagieux en box séparés, on ne soigne actuellement que des fièvres typhoïdes. Intérieurement ce sont les aspects que nous avons vus partout, murs épais et peints en blanc, dallage ou ciment sur le sol. L'hôpital Marie-Feuillet ne nous apprend à ce sujet rien de neuf. Mais nous regrettons son étage surélevé, il a l'inconvénient d'être trop exposé ou au soleil, ou au vent de mer. Les pavillons à un seul rez-de-chaussée dans ce pays où il y a toujours de la place nous ont toujours paru plus parfaits et moins chauds.

Et puis dans cet hôpital il est évident que l'on a sacrifié pour le coup d'œil. C'est un hôpital parfait pour visite présidentielle. D'autant qu'il possède dans un palais mauresque, palais d'été du Sultan, un vieux canapé défoncé et dont le revêtement d'étoffe verte se déchire sous la pression de ressorts inégaux et tordus, ce canapé est historique, une large plaque gravée en raconte l'épopée, il assista à l'effondrement d'un sultan du Maroc, à son abdication, et cela au bruit du canon.

L'hôpital Marie-Feuillet a une organisation curieuse, fréquente au Maroc, il est à la fois hôpital civil et hôpital militaire. Les civils paient quand ils peuvent payer mais un prix si dérisoire qu'il en est ridicule, et nous avons été heureux de voir que le médecin inspecteur Oberlé, directeur des Services de Santé au Maroc, demandait des pouvoirs pour faire cesser un abus qui ne fait que discréditer notre administration en grevant considérablement son budget. Cette conception de l'hôpital jumelé est une idée du Résident Général, il en explique le fonctionnement dans une note au ministère de la guerre, en date du 9 février 1921 :

« A mesure que la pacification et le développement économique se réalisent, la population civile augmente et la population militaire diminue surtout, bien entendu dans les villes.

« Il en résulte que les hôpitaux militaires se vident et que les hôpitaux civils se remplissent. De ce fait il faut éviter de concevoir, à l'origine, des hôpitaux militaires définitifs prévus pour des effectifs appelés à s'affaisser et à ne pas s'exposer à ce que j'ai vu dans toutes nos colonies : des établissements dispendieux ne répondant plus à leur objet, presque déserts et ne pouvant être utilisés par l'hospitalisation civile parce que trop éloignés de son centre ou faisant double emploi avec d'autres établissements.

« De là, la conception des hôpitaux jumelés, le trop plein de l'un utilisant progressivement et automatiquement la réduction d'effectifs de l'autre.

« La médecine et surtout la chirurgie modernes exigent un outillage industriel d'importance croissante et très dispendieux. Un grand hôpital comporte de véritables usines. Beaucoup de ces organismes (laboratoires, buanderies mécaniques, etc.) n'ont pas été spécialisés et il y a économie inappréciable de frais généraux à en établir de communs dans chaque localité, ce qui permet d'y affecter des crédits et d'y apporter une perfection qui ne pouvait se réaliser dans des établissements dispersés. Là, encore, l'intérêt des hôpitaux jumelés.

« Dans la médecine moderne, les spécialistes prennent de plus en plus d'importance. La conception du médecin *omnibus* n'est plus à la page. Or, les bons spécialistes sont rares, et, s'ils sont civils, se paient cher. On ne peut donc songer à en avoir, ayant la valeur suffisante, pour une multiplicité d'établissements surtout dans la même localité. D'autre part, s'ils sont affectés à l'un de ces établissements et si ceux-ci sont dispersés aux quatre points cardinaux, il leur est pratiquement impossible de les desservir utilement. De là, la conception des *quartiers sanitaires* où sont groupées les diverses formations distinctes mais contiguës (militaire, civile et indigène), avec une zone centrale où sont réunis les organismes spécialistes constitués alors de la façon complète et desservant les diverses formations. »

Voici comment s'opère le fonctionnement :

« L'hôpital militaire commence. A mesure que la population civile arrive, on y ajoute pour elle des pavillons spéciaux mais établis d'après un plan d'ensemble prévu.

« L'hôpital civil naît ainsi progressivement, mais jumelé avec l'hôpital militaire, des organes et du personnel duquel il bénéficie au début jusqu'à ce qu'il puisse vivre par lui-même.

« Les services généraux onéreux sont établis à l'avance en un point tel qu'ils puissent ultérieurement servir à deux.

« L'hôpital militaire décroît et alors l'hôpital civil déborde sur lui en empruntant ses locaux vides, par des formules de remboursement du Protectorat à la Guerre, faciles à établir. »

Nous avons tenu à rapporter le texte même du maréchal Lyautey pour faire saisir l'originalité de la conception, et l'économie considérable que constitue une fusion aussi intime des deux médecines civile et militaire. C'est une note très spéciale et très intéressante de l'organisation marocaine qui se dessine avec une grande objectivité dans l'hôpital Marie-Feuillet.

Au voisinage immédiat de cet hôpital, nous avons visité le petit Institut sérothérapique et antirabique du Maroc. L'installation et les laboratoires en sont très sobres et l'on y a obtenu, dans le minimum de place, le maximum de rendement.

La vaccination jennérienne est un des plus actifs moyens de prophylaxie au Maroc où les épidémies de variole affectent une particulière gravité. De même ce laboratoire, sous la direction du médecin-major Hornus, traite à la façon pastorienne la rage de l'homme. On soigne de 200 à 300 personnes mordues pendant l'année et ceci avec le succès constant que donne cette méthode de traitement. Il serait intéressant de donner à ce petit Institut une plus grande extension.

Les Instituts Pasteur d'Alger, de Tunis ou de Tanger prouvent, par leurs productions scientifiques, l'importance de leur rôle. C'est un but à atteindre dans l'avenir si on veut donner à cette ruche scientifique que constitue le Maroc le couronnement nécessaire et définitif.

XIII

LES VACCINATIONS ET LA PROPHYLAXIE ÉPIDÉMIQUE

Parmi les mesures de prophylaxie épidémique, il n'en est pas de plus utile que celle qui oblige chaque passager débarquant au Maroc de justifier d'une vaccination jennérienne récente. Le médecin de bateau organise cette vaccination, petits et grands défilent dans sa cabine, les noms des vaccinés sont inscrits. Un certificat de vaccination est exigé à la descente du bateau. De cette façon on protège à peu près certainement la population européenne.

Reste la population indigène, celle-ci on la vaccine comme on peut ; les médecins d'équipe sanitaire mobile, les médecins de souks, les médecins d'assistance, tout le corps médical assurent cette vaccination jennérienne. La loi du 15 février 1902 sur la protection de la Santé publique a rendu chez nous la vaccination obligatoire dans la première année de la vie, ainsi que la revaccination au cours de la 11e année et de la 21e année.

Au Maroc, il est nécessaire de faire vacciner les enfants dans le premier mois et de revacciner les adultes tous les quatre ans (Colombani et Mauran).

Les épidémies de variole s'y montrent d'une gravité exceptionnelle. Les figures indigènes marquées des stigmates varioliques sont légion. La vaccination jennérienne pénètre dans les masses et on ne discute plus son efficacité. De jour en jour la consommation du vaccin jennérien augmente.

Au début ce ne fut pas sans difficulté. La pulpe vaccinale arrivant de France ou d'Algérie par voie de mer était exposée à des températures élevées et devait subir un long transport. Sa virulence s'en trouvait diminuée et les résultats laissaient à désirer.

La direction des Services de Santé et de l'Hygiène Publique organisa alors en 1913, à Rabat, un Institut vaccinogène. Voici, d'après Colombani et Mauran, la statistique des doses de vaccin jennérien fourni chaque année par le centre vaccinogène de Rabat :

1913	183.504
1914	254.081
1915	308.854
1916	368.384
1917	529.598
1918	482.412
1919	546.337
1920	587.285

Rapport du Docteur Hornus.

Les vaccins sont conservés et expédiés en petits tubes d'étain. La préparation est parfaite et la conservation des stocks se fait dans les glacières de l'Institut vaccinogène. L'excellente qualité de ce vaccin est prouvée par le chiffre des succès qui est de 95 à 98 0/0 chez les primo-vaccinés, et de 35 à 40 0/0 chez les revaccinés ou chez les individus, nombreux au Maroc, qui ont subi une atteinte de variole.

L'Institut de Rabat fabrique tous les autres genres de vaccins bactériens. Nous n'avons pas eu connaissance des efforts tentés dans les milieux civils européens et indigènes en fait de vaccination antityphique. Les colons en général, d'après notre observation personnelle, ne sont pas vaccinés contre la fièvre typhoïde. D'ailleurs, dans la visite des hôpitaux, Marie Feuillet à Rabat, Mauchamp à Marrakech, Coccard à Fès, nous avons été frappés de la rareté des typhiques contrairement à ce que nous nous attendions à trouver. Peut-être l'état endémique était-il en régression par suite de la sécheresse de la fin de l'été ! Il est probable que le nombre des cas augmente au moment de la saison des pluies. Mais en tout cas la fièvre typhoïde ne constitue pas une des grandes préoccupations du Service de Santé.

Les vaccinations anticholériques et antipesteuses sont réservées aux foyers épidémiques et rendent là-bas comme partout de précieux résultats. Pour la Peste, le médecin-major H.-P.-J. Renaud nous montre l'activité de la vaccination prophylactique. On signale dans un douar une maladie qui donne une mortalité anormale avec adénites. Un médecin y part avec son équipe sanitaire, fait son enquête, étudie la mortalité murine, isole les malades suspects, vaccine les sujets bien portants et en quelques semaines le foyer est éteint. Il existe encore quelques foyers inconstants de peste dans le Sud Marocain. On les surveille, on surveille les nomades qui en partent. Grâce à ces mesures qu'on ne peut s'empêcher d'admirer tant sont parfaites les directives de l'organisation, le Maroc n'est plus balayé par ces grandes vagues d'épidémies qui l'ont si longtemps ravagé.

XIV

LES GITES D'ÉTAPES

Les lazarets et la surveillance des courants épidémiques.

Le Maroc est parcouru constamment par de grands courants permanents ou périodiques qui créent un déplacement incessant de sa population. L'indigène, malgré la stabilisation de sa propriété et la sécurité que lui assure l'occupation française, est resté un nomade. Ses moyens de transports lents, ânes ou chameaux, lui permettent de courts voyages aux souks voisins ou de longs voyages d'expatriation. Gand (Essai d'organisation de police sanitaire du bled. Expos. col. de Marseille 1922) tente une classification de ces mouvements, il distingue les mouvements locaux vers le souk local ou la ville voisine, les mouvements commerciaux entre souks voisins ou entre les ports de la côte et les grandes villes, et les mouvements agricoles.

Les travailleurs du Sous viennent se louer dans la

zone atlantique, les Filali vont vers Fès et l'Algérie. Ces deux grands courants traversent l'Atlas et la zone montagneuse du Maroc. A ces déplacements en rapport avec les moissons, il faut joindre les mouvements de migration des troupeaux à la recherche des pâturages. En plus de ces causes de migrations, il se produit en permanence un exode de l'homme de la campagne vers la ville et des grandes caravanes aux centres religieux. Ces migrations constituent une des grandes causes des épidémies au Maroc. Le fait a été étudié d'une façon magistrale par Renaud H. P. J. à l'occasion de la peste. La peste est endémique au Maroc, elle subit des poussées épidémiques saisonnières localisées et à caractère peu extensif, mais ces poussées semblent venir régulièrement de quelques foyers indépendants en apparence les uns par rapport aux autres, le Sous, les Abda, Rabat et sa banlieue, vers Bour Znika.

Toute prophylaxie nécessite la surveillance de ces caravanes. Comment va-t-elle s'effectuer? Voyons les moyens d'action dont dispose le service de la santé et de l'hygiène publiques.

Le premier moyen de défense consiste, en cas d'épidémie, dans la toute-puissance du directeur des Services de Santé. « Le ministre d'hygiène devient un véritable dictateur sanitaire dont les pouvoirs peuvent être encore renforcés par une simple décision du Résident

Général qui ne la refuse jamais, et cette décision entraîne, de la part d'autres services importants et parallèles, une subordination temporaire qui a pour résultat la convergence rapide de tous les moyens d'action vers le danger commun, le foyer épidémique. » (Colombani et Mauran). Cette dictature sanitaire constitue une excellente mesure, mais ce qui est mieux encore elle est effective.

Le médecin-inspecteur Oberlé, directeur des Services de Santé, nous expliquait comment, à l'occasion d'une poussée épidémique de peste à Marrakech, il lui fut possible de fermer les cols de l'Atlas de façon à empêcher par les voyageurs du Sous l'importation de nouveaux cas de peste. Cette fermeture fut complète pendant un certain temps et ne cessa qu'après son autorisation. Dans l'occurrence, le médecin trouva une parfaite collaboration de la part du militaire. Cette dictature toute-puissante en cas de menace épidémique permet une lutte efficace et une défense sinon parfaite, du moins puissante. De cette façon, les grandes poussées épidémiques pourront être évitées au Maroc. Il y aurait pour nous, métropolitains, beaucoup à apprendre d'une semblable organisation.

Mais l'idéal serait de surveiller les caravanes et ainsi de prévoir et plus tard prévenir les épidémies. C'est dans ce but que sont créés les *gîtes d'étapes* et les *lazarets*. Le docteur Gand insiste sur l'importance des *gîtes d'étapes*. Il faut créer des abris pour les caravanes et les indigènes, ce serait de véritables asiles de nuit. On les surveillerait, on les désinfecterait et surtout on en détruirait les insectes. Mais ces gîtes d'étape ne sont qu'à l'état de projet. Les grandes routes du Maroc ont ceci de spécial d'être exemptes pendant des cinquantaines de kilomètres de tout abri maçonné, sauf des maisons cantonnières généralement entièrement closes et paraissant inhabitées pour la plupart. Le projet des gîtes d'étape ne pourrait-il pas se greffer autour de ces maisons cantonnières, mais la surveillance m'en paraît encore difficilement réalisable en raison des longues distances et de la rareté des agglomérations urbaines.

C'est une idée analogue que vient de réaliser René Martial à Fès en créant le *fondouk préventorium.* Le fondouk, c'est en style indigène une cour carrée où l'on entrepose ses bagages, ses bêtes, sa famille pendant le temps nécessaire aux achats et aux ventes à l'intérieur de la ville. C'est l'auberge rustique où « on loge à pied et à cheval ». L'indigène y trouve une logette et une natte pour s'y reposer avant de partir.

De ces hôtelleries, il y en a 109 à Fès. En général, elles sont sales, d'une saleté repoussante, les chameaux et les ânes y sont plus à l'aise que des hommes.

Près de Bab Ghissa, la porte où furent fusillés par

les rebelles le lieutenant Chardonnet et ses hommes, Martial a installé un fondouk moderne. Dirigé par une doucheuse indigène, il comprend une salle de bains-douches à 12 pommes pour les hommes, une autre à 4 pommes pour les femmes, des W.-C. pour les hommes et pour les femmes, une salle de désinsectisation par le soufre et 49 chambres. En temps normal voici les prix :

0,50 pour un voyageur seul ;
0,35 par tête pour une famille de cinq personnes ;
0,50 pour une mule ;
0,25 pour un âne.

Pour ce prix on a la chambre, l'écurie, le coiffeur, le bain-douche et désinsectisation-désinfection.

On peut séjourner un mois dans ce lieu de délices.

Le mercredi et le samedi, épouillage gratuit pour les indigents des quartiers avoisinants.

Les Tolbas de la Médersa de Bab-Ghissa, étudiants, élèves de la fameuse Université de Karouïne, sont admis gratuitement au coiffeur et aux bains-douches.

En cas d'épidémie, ce fondouk devient centre d'épouillage. Il faut être épouillé pour avoir le droit d'entrer en ville.

Très belle œuvre que ce fondouk. Et quel enseignement que le voisinage de ce fondouk avec la porte Bab-Ghissa. Le présent et le passé — 1921 et 1912 —

pas neuf ans depuis le moment où les indigènes massacraient nos compatriotes isolés et sans secours sur cette porte tragique.

Les *lazarets* sont utilisés d'une façon parfaite par le médecin du bureau d'hygiène. Le docteur Chemin, d'Oudjda, nous a expliqué le fonctionnement de ces lazarets. Pour le comprendre, il faut connaître les pouvoirs du médecin du bureau d'hygiène. Celui-ci n'est pas, comme en France, un agent municipal, c'est un agent du Ministre d'hygiène, payé par lui, relevant directement de lui et placé comme conseiller technique auprès du chef des services municipaux. Ce médecin, ne dépendant pas des municipalités, protégé par le ministre, médecin lui-même, conserve une autorité considérable. Si les besoins de prophylaxie engagent des crédits supérieurs à ceux de la commune, le médecin du bureau d'hygiène a recours au Ministère d'hygiène. Il en résulte certainement quelques frictions locales, mais quelle puissance en gagne le médecin du bureau d'hygiène. Le docteur Chemin est médecin du bureau d'hygiène d'Oudjda. Nous avons admiré l'étendue de ses pouvoirs. Surveillant à la fois l'hygiène des marchés, la prostitution avec une maison d'isolement pour les malades et les visites sanitaires bi-hebdomadaires, faisant ramasser les vagabonds et les mendiants des rues, les recevant dans un espèce d'asile de nuit pour nettoyage et épouillage, disposant d'ambulances automobiles faciles à nettoyer grâce à leur revêtement intérieur en zinc, possédant tout le matériel nécessaire pour les désinfections, il reste au milieu de la ville d'Oudjda la sentinelle vigilante et active.

Au moment des caravanes saisonnières, aidé de deux ou trois agents de police, il arrête les miséreux, les errants, ou les suspects. Ces individus sont envoyés au lazaret distant de deux kilomètres de la ville. On les déshabille, on les épouille, on les lave et on désinfecte leur vêtement, et s'ils sont en bonne santé on leur rend leur liberté. En cas d'épidémie, le lazaret fonctionne comme centre d'hospitalisation. Dans la formule la plus simple, il comprend une cuisine, une étuve, une installation de douches, les baignoires et le gardien. En cas d'alerte, le personnel supplémentaire accourt; fournitures de couchage, lessiveuses, appareils mobiles de désinfection, tentes, baraquements suffisants complètent l'installation.

Certains lazarets sont à la fois militaire et civil, comme celui de Casablanca qui, suivant les cas, hospitalise les uns ou les autres, ou les deux à la fois. Pour toutes ces formations, il y a les crédits nécessaires; il y a même un crédit pour des campagnes prophylactiques, dans ces cas le médecin s'installe dans le bled avec son étuve et ses moyens d'épouillage, procède au nettoyage des indigènes errants ou des indigènes migrateurs et de cette façon exerce une surveillance sanitaire particulièrement précieuse pour dépister les cas de peste au début ou les cas de typhus larvé.

Toute cette organisation en partie seulement réalisée est remarquable, elle se double ainsi d'une surveillance maritime non moins vigilante et les épizooties murines, préludes d'épidémie pesteuse, font partout l'objet d'une étude minutieuse. Toutes les précautions sont donc prises pour éviter ou enrayer au Maroc les grands fléaux épidémiques.

XV

LES HABOUS AU MAROC

En visitant certaines formations indigènes comme le Maristan de Salé, on entend prononcer souvent le mot de « bien habous ». C'est qu'autrefois l'organisation hospitalière au Maroc se rattachait toute entière à l'administration des habous. Ces habous constituent une bien curieuse formule d'assistance au Maroc. Nous empruntons à Paul Valeton l'origine de ces habous, C'est une origine nettement religieuse. Omar ben el Khattab demanda jadis à Mahomet quel usage il devait faire de ses biens pour plaire à Dieu : « Fais-les « habous » en spécifiant qu'ils ne pourront être ni vendus, ni donnés, ni compris dans un héritage, les revenus de ces biens étant distribués aux pauvres », lui répondit le prophète. Les habous sont donc des biens de main-morte. La charité privée était alors grandement puissante. L'ensemble des habous constituait un fonds d'assistance des plus considérables. Voici de curieux exemples de biens habous (Plaquette du docteur Valeton sur le Maristan de Salé) :

A Fès, dans le Ras Cherratine, existe une boutique de poterie, c'est un bien habous destiné à remplacer gratuitement les vases, cruches ou plats, que les enfants brisent à la fontaine.

Une riche demeure dans la même ville est destinée à recevoir au début de leur union les jeunes ménages pauvres, habous solutionnant la crise du logement.

Un habous existait aussi à Fès pour recevoir et soigner les oiseaux blessés et sans nid, surtout les cigognes.

Un autre attirait les rats par des appâts irrésistibles, assurait leur prise et leur combustion.

A Salé, un habous remonte aux Merinides, au XVe siècle ; c'est une grosse lampe que l'on allume au coucher du soleil dans la grande mosquée pour que le musulman pauvre vienne y chercher chaleur et lumière.

Cette prospérité de la charité généreuse prit fin avec les guerres contre le roi Ferdinand de Castille. Il fallut de l'argent et l'émir Mohammed Saïd réunit un conseil de savants et de juristes pour affecter les richesses habous à la guerre contre les chrétiens. Ce fut la fin des richesses charitables. Les œuvres d'assistance disparurent à la suite. Seuls survécurent le maristan de Sidi Ferradj à Fès, celui de Hara à Marrakech et celui

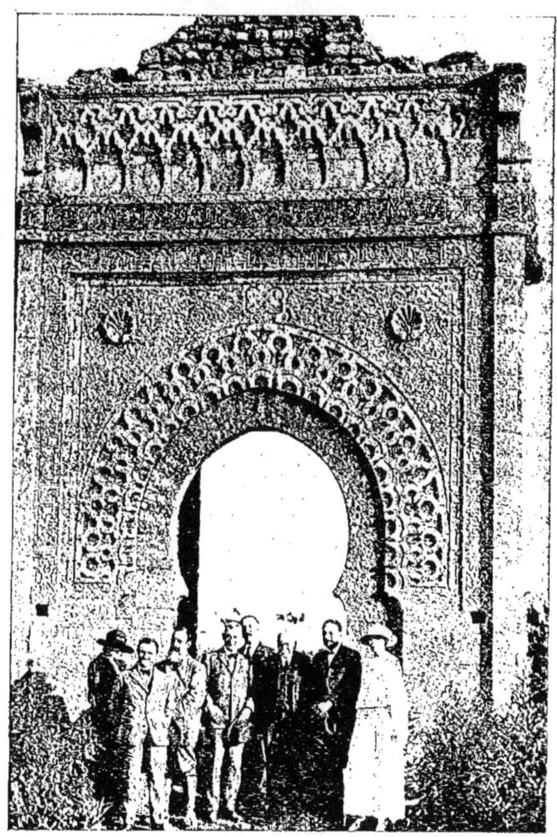

Fig. 3. — Bab Sebta à Salé.
De droite à gauche Mme et Dr Jacquemin (Paris), Dr Amiaud (Champagne-Mouton), Dr Wateau (Paris), Dr Piot (Paris), Mme et Dr Noël Fiessinger (Paris), en arrière le Dr Valeton (Salé).

de Salé. Mais leurs ressources se tarirent bientôt. Le maristan de Salé fut transformé en fondouk, les maristans de Fès et de Marrakech ne contiennent plus que des aliénés enchaînés confiés à la bienveillance d'Allah. Il persiste cependant encore des fonds habous, mais en petit nombre, ils servent encore à alimenter les œuvres de charité marocaines. Récemment Colombani et Mauran demandent le secours de ces habous pour l'assistance des vieillards ou des impotents. Le moment leur paraît venu d'associer les habous à notre organisation d'assistance médicale. Ce serait certainement l'idéal, car la charge du budget sanitaire est lourde au protectorat. Mais les habous sont, d'origine et de nature, des dons religieux. Ne va-t-on pas encore buter contre la résistance froide et souriante de l'Islam? Quel bel exemple cette race musulmane nous donne à nous autres Français? Un gros héritage légué à nos hôpitaux serait aussi chez nous un bien précieux habous. Mais l'Islam croit en Allah et nous, nous ne faisons plus rien pour le salut de notre âme.

XVI

QUELQUES FORMULES INDIGÈNES AU MAROC

Nous empruntons au docteur Mauran (*Considérations sur la médecine indigène au Maroc,* Expos. col. de Marseille, 1922) les quelques formules indigènes suivantes :

1° FORMULE DE KITABA RELIGIEUSE PURE

Contre les maux de tête. — Ecrire sur quatre feuillets de papier, avec de l'encre arabe, le verset du Coran Ayat el Koursi; se coucher sur un de ces feuillets, en placer un second sur la tête; les deux autres de chaque côté du corps et dire trois fois : Dieu tout puissant, Dieu qui fais tout, Dieu maître du corps et des âmes, guéris-moi.

2° FORMULE MAGICO-RELIGIEUSE

Contre « la Tarcha », gifle appliquée par un djinn (œdème inflammatoire des paupières). — Le Taleb écrit la « sourate » sur un œuf, avec de l'encre faite avec du henné et du safran. Il applique ensuite doucement l'œuf sur l'œil malade, en répétant le verset sacré et casse ensuite l'œuf qui s'est emparé de la maladie. La guérison est rapide.

3° FORMULE D'EXORCISME

Contre la paralysie momentanée provoquée par un djinn. — Le malade passera trois nuits consécutives dans la « Kouba », puis le Taleb commence une prière appelée « Tazima »; il fouette le malade garrotté au préalable pour faire sortir le djinn. Le Taleb exhorte le djinn à sortir, et continue sa « Tazima » jusqu'à ce que le malade revienne à lui et se relève.

4° FORMULE ASTROLOGIQUE

Contre les hémorroïdes. — Porter au doigt ou à une chaîne une bague fabriquée le dernier mercredi du mois arabe « Chaïah el Achor » au lever de l'étoile du matin. C'est à ce moment précis que l'on coule dans le plus grand recueillement cette bien précieuse bague. Elle est en argent, et coûte pour le vulgaire environ 20 francs.

5° FORMULE MAGIQUE

Contre les crises nerveuses. — Prendre trois carrés de papier sur lesquels on a écrit : Samiasou, Cicasou,

Khadissen; ce sont des démons. Exposer le malade à un feu dans lequel on a jeté de la glu et de la graine de persil et on brûle dans ce feu chaque papier l'un après l'autre.

6° FORMULE MIXTE

Contre les éruptions générales de boutons. — Ecrire la sourate El Quiyama dans un vase, laver ce vase avec de l'eau contenant de l'alun, du nitre, du sel ammoniac; lotionner le malade avec cette solution le mardi au lever du soleil, le samedi à son coucher, trois fois; les abcès se guériront. S'il se forme du pus, placer à cet endroit du rabous ou du Djazoum avec du Harmel et un peu de miel. Les ulcérations se sècheront.

7° FORMULE MÉDICALE

Contre le paludisme des Riffains. — Mettre une livre de *merriout* (marrubium vulgare) dans un litre d'eau, faire bouillir jusqu'à réduction de moitié, puis filtrer sur un linge et chaque matin, chaque soir, prendre un verre de cette liqueur avant les repas.

XVII

L'ASSISTANCE MÉDICALE INDIGÈNE DANS LES VILLES

L'organisation de l'assistance médicale dans les villes au Maroc est à peu de choses près ce que nous observons en France, avec cette différence qu'au Maroc on a cherché et obtenu la réalisation du plus grand rendement avec le minimum de frais.

Colombani et Mauran font en plus remarquer : « Alors que l'hygiène et la prophylaxie se préoccupent des collectivités, l'assistance médicale fait de la thérapeutique et de la prophylaxie individuelles, et par là elle entre plus intimement dans la vie de l'indigène, l'apprivoise plus sûrement, en fait l'ami et souvent l'ami reconnaissant quoiqu'on dise de son toubib. »

Dans les grandes villes, deux organisations visent ce but : les dispensaires et les hôpitaux.

Les dispensaires permettent de soigner un très grand nombre de malades sans les hospitaliser, mais aussi, ils permettent d'arrêter et de diriger sur les hôpitaux les malades trop sérieusement touchés, pour qu'il soit possible de les traiter d'une façon aussi rapide et aussi passagère. Le plus souvent les dispensaires sont disposés dans la ville indigène. Ce sont, en quelque sorte, des postes de secours. L'hôpital ne peut s'établir qu'à la périphérie de la ville, c'est le fait à Casablanca, à Marrakech et à Fès.

Mais il a fallu pour l'organisation de ces dispensaires s'adapter à la disposition de la ville. Fès est une ville dont les quartiers nettement indépendants ont une autonomie propre et sont séparés encore par des portes massives, que l'on ferme pendant la nuit; il a été nécessaire de prévoir un dispensaire par grand quartier. Marrakech est le grand marché en continuelle agitation, les quartiers se fondant, les dispensaires se trouvent réunis dans un même quartier; dans d'autres villes, les dispensaires sont disposés comme dans les grandes villes françaises les consultations hospitalières, ils partagent le même terrain et les mêmes bâtiments.

Il existe deux types de dispensaires, le dispensaire de médecine générale et les dispensaires de spécialités. Le dispensaire de médecine générale peut être assuré comme à Marrakech avec le docteur Guichard par le chef de service de l'hôpital indigène. C'est là l'idéal, une telle organisation évite toute discussion et permet au médecin chef de service d'effectuer lui-même son recrutement de malades. Mais il est impossible de l'atteindre quand les services hospitaliers sont encombrés et en plein rendement.

Nous avons dit comment étaient organisés les dispensaires antisyphilitiques et les dispensaires antituberculeux, nous avons exposé les résultats brillants des premiers, l'imperfection des seconds. Il existe d'autres dispensaires, les dispensaires ophtalmologiques et les dispensaires pour teigneux. Les deux sont souvent associés entre les mains du même médecin, c'est ce que nous avons vu à Oudjda avec le docteur Perrin. Les dispensaires ophtalmologiques ont un aspect qu'on n'oublie pas, c'est une foule qui attend assise par terre, des yeux rouges qui clignent et se cachent derrière l'auvent d'une main protectrice; des mouches se collent aux paupières des enfants; le trachome ou conjonctivite granuleuse est la grande maladie du Maroc. Tous les dispensaires en sont encombrés. Dufaure de Cistres, à Meknès, nous en a montré les exemples et Perrin, à Oudjda, nous en a expliqué l'évolution en nous montrant les cécités qui pouvaient en résulter. Le traitement consiste en collyre antiseptique fort et en cautérisation nitratée. Jamais on n'insistera assez sur l'importance de ces dispensaires. Dans ce pays de poussière et de mouches, les conjonctivites infantiles sont légions et ces chapelets d'aveugles évoluant dans la rue, l'un derrière l'autre, la main sur l'épaule du précédent et conduits par le moins aveugle ou par un enfant, prouvent quelle plaie sociale importante constitue la cécité au Maroc.

Il en est de même des teigneux, toutes les teignes se retrouvent, surtout la favique. A Fès, il est rare de rencontrer un enfant qui ne soit pas teigneux. On a créé des dispensaires de teigneux mais la radiothérapie n'est en jeu que dans quelques-uns d'entre eux, le plus souvent le médecin se borne à couper les cheveux très courts et à appliquer de l'huile de Cade.

Les hôpitaux indigènes sont de petite étendue, ils sont uniquement indigènes à Fès ou à Marrakech, ils sont jumelés à des hôpitaux européens et militaires à Rabat et à Casablanca. Ils peuvent contenir un pavillon de chirurgie. A Casablanca nous avons surpris notre collègue Bienvenu au moment où il venait d'enlever d'une vessie d'un jeune indigène un énorme calcul oxalatique des dimensions d'une belle prune, cet individu avait fait 250 kilomètres à âne pour subir cette opération. Casablanca possède un autre chirurgien distingué, le docteur Perard, qui opère dans les baraques encore bien inconfortables de l'hôpital civil.

Les services de médecine indigène les plus parfaits que nous avons vus sont l'hôpital Mauchamp à Marrakech, l'hôpital Coccard à Fès. Ils sont simplement conçus. L'hôpital Mauchamp dispose de 146 lits, en quatre pavillons de 30 lits chacun, un pavillon de contagieux de 20 lits, un pavillon d'aliénés de 6 lits. Ce sont des rez-de-chaussée surélevés orientés est et ouest.

Les femmes sont séparées des hommes par un mur. La règle l'oblige, en pratique ce mur n'est pas toujours un obstacle insurmontable. La nourriture des malades de l'hôpital Mauchamp consiste en couscous à la viande à midi, en soupe de pâtes le soir.

Les hommes ont 3/4 d'un pain arabe de 800 gr. par jour, les femmes 1/2 pain et en plus 1/4 de thé matin et soir et des fruits suivant la saison.

Comme couchage, on dispose de couchettes en fer avec une paillasse du pays, un traversin en kapok et un haïk en laine du pays comme couverture. Pas de frais considérables pour les vêtements, une djellaba de laine grise et une chemise de toile.

Il faut hospitaliser à tout prix et à bas prix. Voici à titre de curiosité les prix de l'hôpital indigène d'Oudjda que nous devons au docteur Trolard. Cet hôpital a 85 lits et ne dispose que de 12.000 francs pour l'alimentation. Le problème était difficile à résoudre. Voici comment on a opéré : un indigène gargotier se charge de nourrir chaque malade au prix de 2 fr. 50 par jour, les malades ne sont pas difficiles et paraissent satisfaits du gargotier. Les prodiges d'économie sont réalisés pour la nourriture des indigènes. L'indigène se contente facilement, n'ayant jamais eu d'autre nourriture durant sa vie de misère. Grâce à cette hospitalisation réduite et économique, grâce au grand rendement des dispensaires, l'assistance médicale existe au Maroc et peut se maintenir sans les énormes sacrifices consentis dans nos grands villes. Le maréchal Lyautey tenait à la réalisation de son œuvre. Son assistance médicale indigène constituait un des pivots de son influence. Il a fallu lutter contre l'esprit « bureau arabe » qui croit à l'irréductibilité de l'indigène et à l'échec de tout effort d'adaptation ; on devait obtenir vite et bien l'admiration et la confiance de l'indigène dans notre civilisation. Ce but est obtenu en partie et on peut le dire en toute fierté avec un minimum de dépense, mais de la part de nos confrères de là-bas, grâce à un maximum d'effort et grâce à la confiance convaincue et éclairée dans la destinée de l'influence française.

XVIII

MÉDECINS CIVILS ET MÉDECINS MILITAIRES AU MAROC

Le Maroc est un pays nouveau où l'on est à la fois en pleine paix et en pleine guerre. Une grande partie du pays est entièrement pacifiée, une petite partie correspondant au moyen Atlas se trouve encore impénétrable et de temps en temps nécessite des opérations militaires. Une zone pourrait être entièrement civile, l'autre est nécessairement militaire. Il en résulte, au point de vue médical, une obligation, celle d'admettre la collaboration des médecins civils et des médecins militaires. Le fait est d'autant plus nécessaire que dans l'esprit du Maréchal il faut un chevauchement des deux services de santé dans ce qu'il a appelé les hôpitaux jumelés. En France, depuis la guerre, les deux services se sont séparés et n'ont que de très rares contacts. Au Maroc le contact est permanent. Je ne doute pas que la hauteur du but à atteindre, l'isolement dans une population étrangère ne réalisent presque toujours l'union sacrée; et c'est une chose admirable que de voir quelle puissance d'action résulte de cette convergence des efforts. Mais ce n'est pas toujours sans difficultés, ni sans plaintes.

Voyons tout d'abord dans quelles conditions se fait au Maroc le recrutement des médecins civils. Avant la guerre, il n'existait que des médecins fonctionnaires. Depuis la guerre on a adopté le système du contrat. Les médecins fonctionnaires de l'Assistance médicale civile dépendent du ministère des Affaires Etrangères, ce sont souvent des anciens militaires hors cadres qui ne conservent de militaire que les galons de leurs manches. Leur situation est par là très curieuse, car ils sont civils tout en restant militaires. Le contrat par contre est passé entre le médecin civil et le Protectorat pour un temps fixé et pour un traitement variable suivant les cas. Le contrat donne toute satisfaction à la direction des Services de Santé du Maroc. Il permet de laisser une grande liberté au médecin, le place « hors de la hiérarchie, hors des traditions de subordination étroite et ce n'est pas un mal qu'il puisse, en face d'une autorité administrative locale aveugle ou inerte parfois, prendre hautement ses responsabilités et parler net et énergiquement au nom de la prophylaxie » (Colombani et Mauran). La direction reste libre ou non de renouveler le contrat suivant le rayonnement indigène du médecin. Cette formule de contrat paraît excellente, mais elle place le médecin dans une situation instable qui pourrait avoir de fâcheux inconvénients pour l'avenir. Le médecin de contrat au début était celui qu'attirait le pittoresque de cette vie si nouvelle et si captivante. L'amour du Maroc a fait passer sur les difficultés de cette situation qui pouvait être sans lendemain. Si le recrutement continuait aussi parfaitement que celui qu'apporta la démobilisation de la guerre, je dirais que la méthode est excellente. Mais il faudra voir pour plus tard, on sera peut-être obligé de retourner au contrat à long terme. Il est vrai de dire que la direction du Service de santé ne s'immobilise pas aveuglément dans une position définitive, elle sait s'adapter aux circonstances et c'est là sa principale force.

A côté des médecins de l'Assistance civile, à côté des médecins de contrats se placent les médecins militaires de carrière. Ceux-ci restent fonctionnaires, mais rendent au Maroc des services bien précieux dans la zone de l'avant où ils poussent des antennes jusque dans les régions insoumises.

Voilà de quoi se compose le personnel sanitaire du Maroc. Une telle variété de personnes et de classification n'aboutit-elle pas à quelques frictions, malgré l'effort commun vers l'union sacrée? Ce serait être aveugle que de le nier. Il y a quelques mécontents aussi bien civils que militaires, il y en a forcément partout. Voyons les griefs de ces mécontentements.

Le plus important chez les médecins de contrat est de sentir la tutelle d'une direction qui cherche à diriger. Cette tutelle peut, dans quelques circonstances, s'exercer avec une certaine fermeté. Le médecin qui, comme le disent si bien Colombani et Mauran, « est par essence un indépendant » et qui est « surtout une forte individualité qui n'a pas été coulée dans le moule où l'on coule les parfaits fonctionnaires » se cabre en silence, mais il se cabre sans que le service s'en ressente. Je ne vois pas la possibilité de supprimer une pareille friction tant que le contrat persistera. Si un médecin signe un contrat ou s'il entre dans une administration, il doit accepter certaines situations pénibles pour le médecin indépendant. La direction actuelle agit avec la diplomatie la plus avertie et réduit au minimum les nécessités d'une pareille organisation.

Une autre cause de grief est un froissement d'amour-propre. Le militaire de carrière dans une ville indigène conserve le prestige de son uniforme, il fait de la clientèle avec succès, le médecin civil souffre de cette supériorité. Ce n'est rien que ce grief et c'est cependant énorme dans certaines villes que nous avons traversées.

Au Maroc, le médecin militaire est le premier venu, et puis ses galons en imposent. Le médecin civil n'a souvent pas de traitements équivalents, n'a pas les galons, n'a pas la même clientèle.

Il serait facile d'arranger cette inégalité en demandant au médecin de carrière ce que l'on demande dans la métropole, c'est-à-dire de ne pas faire de clientèle payante. Il est vrai d'ajouter que l'argument soulevé dans la métropole à savoir que le médecin civil paie patente en France et défend son privilège n'existe pas au Maroc.

Ce n'est pas tout. Certains hôpitaux indigènes n'ont pas de laboratoire. Il faut avoir recours à l'hôpital militaire.

Les laboratoires des hôpitaux militaires sont bien installés, mais pourquoi le contact n'est-il pas plus intime entre le laboratoire militaire et les services civils. Pendant la guerre avons-nous tellement hésité à apporter à certains confrères civils le secours gratuit de notre laboratoire militaire. Les chefs de laboratoire de l'armée sont des bactériologistes distingués. Ils m'ont paru enfermés dans leur tour d'ivoire, ce sont des chercheurs, il y a beaucoup à chercher dans la médecine indigène, il faut tirer profit de toutes les mines qui s'ouvrent devant leur jeune activité. En arrivant à Oran, les médecins de l'hôpital civil se plaignent de l'absence de laboratoire. Il y en a un parfait à l'hôpital militaire. La cloison n'est peut-être pas étanche, mais elle existe. Je ne dirai rien d'Oran; à Oran, on est en France, dans cette ruche d'initiative et d'énergie, on souffre d'une situation qu'on trouverait naturelle à Paris.

Il y aurait encore bien des petites choses à dire, mais elles sont de moindre importance. Ces petits ennuis n'empêchent pas le fonctionnement parfait de cette grande machine qu'est le service de la Santé et de l'Hygiène publiques au Maroc.

Avec un peu de temps, des obstacles si petits s'aplaniront. Le rendement est parfait, il sera de plus en plus parfait à la condition de chercher toujours à laisser aux civils les zones pacifiées, aux militaires les zones de l'avant et surtout à la condition de mettre les jeunes, civils ou militaires, à des écoles aussi belles que celles que l'on trouve auprès des maîtres de médecine indigène de Fès ou de Marrakech.

XIX

LE JOURNALISME MÉDICAL AU MAROC

Nous avons montré, dans nos articles antérieurs, l'œuvre agissante de nos confrères du Maroc. Il nous est arrivé parfois de laisser percer quelques critiques moins sur les résultats obtenus que pour certaines orientations d'efforts, l'œuvre générale n'en subsiste pas moins splendide ; les médecins du Maroc, grands et petits, militaires et civils, ont le droit d'être fiers de leur œuvre. Ils ont montré ce que pouvait faire l'effort du médecin français. Quand on revient du Maroc, c'est l'impression que l'on garde. Le médecin français n'est pas un routinier, il sait tracer et creuser un sillon dans un terrain vierge, il sait travailler, organiser, conquérir et cela avec une opiniâtreté, une ardeur soutenue et un courage sans défaillance. Je parle intentionnellement du médecin français car je suis de ceux qui ont appris à en apprécier les qualités puissantes durant les longs mois de la guerre. Qu'il soit médecin « praticien », qu'il soit médecin « officiel », comme si une telle distinction n'était pas absurde, les qualités sont les mêmes, ce sont les qualités de la race: l'initiative, l'improvisation, l'intelligence, le dévouement et l'attachement à l'œuvre établie. Le Français crée, il crée toujours. Au Maroc, dans ce pays où tout était à faire, le médecin français a créé, et d'une façon admirable pour ceux qui savent voir, juger, critiquer et admirer.

Dans cette œuvre, voici une des dernières pierres, le *Maroc Médical*. Le *Maroc Médical* c'est le journal de nos confrères de là-bas, une belle revue, élégante, riche avec sa couverture forte et son papier de luxe, bien imprimée, et non moins bien rédigée. Speder (de Casablanca) en est l'âme. Il a su faire de son journal le journal de tous les médecins au Maroc, des correspondants choisis parmi tous ceux qu'intéresse le Maroc apportent leur collaboration active, on y lit des noms connus à Bordeaux, le professeur Sabrazès, le maître de l'hématologie, le professeur Moure, laryngologiste royal, le professeur Cruchet, le plus ardent et le plus finement spirituel des Bordelais, à Lyon le dermatologiste Carles, le chirurgien d'Oran Abadie, à Paris le maître de la parasitologie le professeur Brumpt, comme chirurgien, le plus habile, le professeur Gosset, notre ami, ardent vaccinothérapeute, Mauté, d'excellents bistouris comme Pauchet et Roux-Berger, un syphiligraphe distingué comme Lacapère, notre collègue et ami le brillant docteur Harvier et bien d'autres tout aussi choisis auxquels je suis très honoré d'avoir été joint par Speder.

Voilà un an que le *Maroc Médical* paraît. Il forme déjà une très belle collection où tous les travaux scientifiques du Maroc sont publiés, y compris les comptes rendus de la Société Médicale et Scientifique de Casablanca et de la Réunion Médicale de Fès. La maréchale Lyautey y a collaboré avec ses « Œuvres de l'enfance au Maroc ». Tout le monde y travaille et Speder aiguillonne les producteurs, multiplie les sources de sa documentation, ne songe qu'à la richesse de son journal.

Le côté professionnel occupe une place importante dans ce journal. Il a tenté d'établir une union entre les différents groupements médicaux. Pour certains, ce ne fut pas facile. Tout le monde y travailla. Le Résident Général rendit hommage lui-même au dévouement et à la distinction des médecins civils de colonisation, qui avaient été froissés par un rapport militaire.

Le journalisme établit ainsi le pont, et réalisera l'union sacrée. Il est toujours délicat de viser un pareil but dans le milieu médical. Néanmoins l'effort fut couronné de succès et le *M. M.* qui publie souvent des critiques acerbes sur certains détails administratifs conserve comme premier abonné M. le Directeur Oberlé, ce chef ferme et bienveillant dont le seul but est le triomphe de l'œuvre commune.

Quand j'avais lu le *M. M.*, j'étais étonné de la richesse de cette publication et j'y avais cru voir, je l'avoue à regret, un effort du Protectorat. Or, M. Speder nous apprend que la subvention et l'appoint d'abonnements accordés par la Direction du Service de Santé durant la première année ont à peine couvert les frais d'impression de deux numéros et que pour la seconde année cette subvention est diminuée d'un tiers. Ce n'est pas lourd et nous ne nous étonnons plus des 9.367 francs de déficit, couverts par Speder lui-même. Alors le *M. M.* est l'œuvre de tous et d'un seul. C'est un des éléments de l'œuvre médicale marocaine et non des moindres. Lancer un journal, l'alimenter, le vouloir beau et cela dans un pays où les médecins se comptent, soutenir l'effort, instruire, encourager l'ardeur au travail, combler les vides, concentrer les énergies en supprimant les inimitiés, Speder s'était proposé ce but, il l'a atteint et peut être fier de son œuvre.

Je tenais à terminer mes articles sur le Maroc par cet éloge du Journalisme Marocain.

Le Journalisme médical est nécessaire pour le développement scientifique, le livre ne paraît plus assez vite ou il paraît trop vite, la vérité médicale est toujours sujette à révision, elle est fragile, incertaine, le journal seul suit les orientations successives, il doit autant que possible tempérer les enthousiasmes maladroits et fouetter les initiatives endormies. C'est un élément indispensable dans la vie du médecin.

Le *Maroc Médical* complète ainsi l'œuvre de la médecine française au Maroc.

TABLE DES MATIÈRES

ORLÉANS. — IMPRIMERIE ORLÉANAISE, 68, RUE ROYALE.

www.ingramcontent.com/pod-product-compliance
Ingram Content Group UK Ltd.
Pitfield, Milton Keynes, MK11 3LW, UK
UKHW021552260726
13993UKWH00002B/788